30살 약사 엄마,

전이암과 싸우는 중

30살 약사 엄마, 전이암과 싸우는 중

병과 육아를 넘은 암투병 약사의 건강 관리법

초 판 1쇄 2025년 05월 28일

지은이 헬렌(신주연)
펴낸이 류종렬

펴낸곳 미다스북스
본부장 임종익
편집장 이다경, 김가영
디자인 윤가희, 임인영
책임진행 이예나, 김요섭, 안채원, 김은진, 장민주

등록 2001년 3월 21일 제2001-000040호
주소 서울시 마포구 양화로 133 서교타워 711호
전화 02) 322-7802~3
팩스 02) 6007-1845
블로그 http://blog.naver.com/midasbooks
전자주소 midasbooks@hanmail.net
페이스북 https://www.facebook.com/midasbooks425
인스타그램 https://www.instagram.com/midasbooks

ISBN 979-11-7355-245-8 03510

값 17,000원

미다스북스는 다음세대에게 필요한 지혜와 교양을 생각합니다.

30살 약사 엄마,

병과 **육아**를 넘은
암투병 약사의
건강 관리법

헬렌(신주연) 지음

전이암과 싸우는 중

미다스북스

다시는 예전의 삶으로 돌아갈 수 없을 줄 알았습니다.

저는 몸속에서 전이된 암 덩어리가 터져버려 장기를 빨래하듯 씻어낸 환자였습니다. 개복 수술을 마친 후 한 달이 지나도록 허리를 제대로 펼 수도 없었습니다. 걷기 연습을 위해 걸음마를 배우듯, 한 걸음 한 걸음, 걸음을 뗄 때마다 눈물을 쏟아냈습니다. 집 CCTV 속에서 슬피 우는 네 살배기 아들의 모습을 보며 죄책감에 짓눌려 울던 젊은 엄마였습니다. 그 시절의 나는, 과거의 행복했던 나로는 영영 돌아갈 수 없을 거라 생각했습니다.

하지만 시간은 흘렀습니다.

고통은 조금씩 옅어졌고, 몸은 아주 천천히, 그러나 확실히 회복되기 시작했습니다. 처음에는 간호사의 부축 없이 일어나지 못했지만, 어느 날은 혼자 앉을 수 있었고, 그다음 날은 두 발로 몇 걸음을 걸었습니다. 작은 성취였지만, 그걸 반복하며 저는 다시 살아나기 시작했습니다.

저는 스스로에게 말했습니다.
"그래, 아주 조금이라도 좋아지고 있잖아."

몸이 회복되면서 마음도 서서히 일어섰습니다.

SNS를 통해 저와 비슷한 고통을 겪은 사람들과 소통하기 시작했습니다. 처음엔 용기를 내는 것도 두려웠습니다. 내 이야기가 누군가에게 도움이 될 수는 있을까, 오히려 상처를 주지는 않을까 하는 걱정도 많았습니다. 하지만 내 진심을 담아 올린 한 마디, 한 장의 사진이 누군가에게는 위로가 되었습니다. 그리고 댓글과 메시지를 통해 돌아오는 응원의 말들은, 오히려 저에게도 다시 살아갈 힘을 주었습니다.

그렇게 저는 '꿈꾸는 암환자 헬렌'이 되었습니다. 이 이름은 단순한 닉네임이 아닙니다. 다시 삶을 꿈꾸기 시작한 제 자신을 향한 의지였으며, 저와 같은 여정을 지나고 있는 누군가를 향한 손 내밂이었습니다.

지금은 매일 아침 일찍 일어나 건강한 식단을 준비하고, 나와 아이에게 맞는 영양제와 음식을 챙기며 하루를 시작합니다. 가족과 함께 웃고, 대화하고, 서로의 건강을 걱정하며 함께 살아갑니다. 이전보다 더 건강하게, 더 단단하게, 더 행복하게 살아가고 있습니다.

놀랍게도, 지금의 저는 암에 걸리기 전보다 더 행복합니다. 이전의 저는 겉으로는 멀쩡했지만, 속은 무너져 있었습니다. 육아에 지쳐 있었고, 자존감은 바닥이었으며, 세상 속에서 '나'라는 사람은 희미한 그림자처럼 존재하고 있었습니다. 누구보다도 사랑받고 싶었지만, 누구보다도 외롭고, 불행하다고 느꼈습니다. 나는 선택받지 못한 사람이라고, 나는 실패한 인생을 살고 있다고 생각했습니다.

하지만 이제는 압니다. 그렇지 않다는 것을.

암은 제게서 모든 것을 빼앗아 간 것 같았지만, 동시에 너무나 많은 것을 주었습니다. 감사함이 무엇인지, 건강이 얼마나 소중한 것인지, 그리고 나라는 사람이 얼마나 많은 사람에게 필요한 존재인지를 깨닫게 해주었습니다.

지금의 저는 더 이상 과거로 돌아가고 싶지 않습니다. 오히려 저는 지금의 제가 좋습니다. 암이라는 지게를 지고 살아가는 제가 이전보다 더 진실하고, 더 강하며, 더 생생하게 살아 있다고 느낍니다.

그래서 저는, 감히 말합니다. 암에게, 고맙다고.

이 책은 저의 투병기를 단순히 나열한 기록이 아닙니다. 이 책이 지금 병원 침대 위에서 두려움에 떨고 있는 누군가, 암이라는 이름 앞에 삶이 끝났다고 느끼는 누군가, 그리고 병으로 인해 몸과 마음이 무너져버린 누군가와 그 가족들을 위한 희망의 책이 되기를 바랍니다.

당신의 인생은 여기서 끝이 아닙니다. 아니, 어쩌면 지금
이 진짜 삶의 시작일지도 모릅니다.

'왜 나에게 이런 일이 생겼을까?'라고 묻는 순간이 올 것
입니다. 그 질문 앞에 눈물짓는 당신의 마음을 너무나 잘 압
니다.

하지만 저는 믿습니다. 우리가 맞이한 고통은 우리를 무
너뜨리기 위해서가 아니라, 더 단단하고 깊이 있는 사람으
로 다시 태어나게 하기 위한 시간일 것입니다.

우리는 모두 다시 꿈꾸기를 선택한 사람들입니다.
그리고 꿈꾸는 우리는, 결코 무너지지 않습니다.

– 꿈꾸는 암환자 헬렌 드림

목차

2. 과거와 이별하기로 했습니다

3. 지금 이 순간, 행복한 암환자

4. 꿈꾸기 위한 준비

1.

나의 과거가
암을 부르다

1-1

드디어,
원하는 대로 암에 걸렸다

"…혼자 오셨어요?"

검사 결과를 보러 간 후, 약간의 정적 후에 산부인과 교수님의 첫마디였다.

"네. 혼자 왔어요."

나는 담담하게 대답했다.

'아. 결과가 안 좋구나.'

교수님의 첫마디로 나는 암에 걸렸다는 것을 직감했다.

2023년 10월에 일어난 일이었다.

나는 당시 매우 지쳐있었다. 맞벌이를 하기 위해 남편과 주말부부 생활을 시작한 지 1년 반 정도가 되어 가고 있었고, 내 주변에는 도움을 청할 손길이 전혀 없었다. 시댁 부모님은 편도 4시간 거리, 친정 부모님은 편도 3시간 거리에 있었다.

일을 시작하면서 19개월 아들은 내게 쉴 틈을 주지 않았다. 내가 6시 반에 퇴근하면 도착하자마자 하원 이모님께 나가라고 성화였다. 나는 울며 겨자 먹기로 원래 7시에 퇴근하시는 이모님을 일찍 퇴근시키고, 씻지도 못한 채 아이를 계속 돌봐야 했다.

게다가 어린이집에 다니면서 아이는 정말 자주 아팠다. 감기, 수족구, 독감 등 다양하게 걸려 왔다. 그럴 때마다 나는 잦은 휴가를 써야 했고, 듣지도 보지도 못한 가족 돌봄 휴가까지 무급으로 써가며 아이를 돌봤다.

그리고 대체 통잠이란 단어는 몇 개월에 쓸 수 있는 것일까? 인스타그램에서는 3개월 아이도 통잠을 자던데. 안타깝게도 우리 아들은 새벽 2시, 새벽 5시에 꼭 일어나는 아이였다. 나는 그 시간마다 맞춰 일어나 강제로 밤을 지새우곤 했다. 아침에는 어린이집 가기 싫다고 울고, 저녁에는 퇴근하자마자 엄마 왔으니 이모님 나가라고 울고…. 나는 전혀 쉴 틈이 없었고, 좀비처럼 회사에 다녔다.

결국 휴가를 모두 소진한 나는 육아휴직을 택했다. 육아휴직을 시작한 이후, 정신과에 방문해서 우울증 약을 처음으로 처방받아 보기도 했다. 간단한 상담 끝에 나온 결과는 우울증 중등도. 나의 경우 우울증 약을 먹으면 도움이 될 것이라고 했다.

그런데 너무 대충 고른 정신과여서 그런지 상담이 큰 도움이 되지 않더라. 이렇게 정신과 약을 빨리 받을 수 있는 거였나? 이럴 줄 알았으면 진작 알아서 찾아 먹을걸. 이렇게 사느니 빨리 죽었으면 좋겠다. 나는 왜 태어난 걸까? 이러다 암에 걸릴 수도 있겠군.

난 결국 그날 내가 바라던 대로, 육아휴직을 시작한 지 두 달도 채 지나지 않은 시점에 암환자라는 진단을 받게 되었다.

그래서 그런지 교수님의 말씀이 크게 충격적으로 다가오
지는 않았다. 교수님은 천천히 내 앞에서 자궁과 난소가 그
려져 있는 메모장을 찢어주시더니 자세하게 설명했다.

"일단 확실한 건 추가 검사를 해 봐야 알겠지만, 자궁경부
를 비롯해서 자궁내막에도 암이 발견됐어요. 자궁내막암은
1기로 보이고, 자궁경부암은 제자리암으로 추정됩니다. 그
리고 난소에도 혹이 있는데 이건 경계성 종양이거나 암, 둘
중 하나입니다. 이건 떼어내야만 알 수 있어요."

나는 혼자 그림 쪽지를 들고 터벅터벅 진료실을 빠져나왔
다. 그리고 울리는 문자 한 통.
"오늘 저녁 7시에 약속이 있어서 빨리 가봐야 되는데, 언
제 돌아오나요?"
하원 이모님의 문자를 보고, 나는 슬퍼할 새도 없이 1시간
이 넘게 걸리는 집으로 부지런히 돌아갈 수밖에 없었다.

"조금 늦을 거 같아요. 너무 죄송해요."라는 말과 함께.

주말부부, 맞벌이,
양가 도움 없이 독점육아?

2022년, 나는 남편에게 호기롭게 혼자서 육아를 하겠다고 선언했다. 혼자서도 잘할 수 있다는 생각 때문에 시작한 건 아니었다. 지금 생각해 보면 그저 남들이 다 겪는다고 하는, 육아 우울증 때문에 시작된 일이었다.

육아 우울증. 사실 너무나 진부한 단어다. 이 단어를 쓰는 사람들은 텔레비전에 수도 없이 등장하고 있고, 어떤 인터넷에서는 심지어 죄악시되는 단어이다. 원해서 아이를 낳았으면서 왜 우울증에 걸려? 집에만 있는데 일도 안 하고 너무 좋은 거 아닌가?

나는 애초에 육아 우울증이라는 단어는커녕 출산에도 관심이 없는 사람이었다. 그런데 어쩌다가 내가 이 거대한 수렁에 빠져들게 되었는지 참으로 운명이란 알 수 없는 일이다.

　처음에는 단순한 피로감으로 시작되었지만, 점점 깊어지는 무기력감은 나를 끝없이 감싸기 시작했다. '내가 이러려고 어렸을 때부터 그렇게 공부를 열심히 했나? 이렇게 살 거면 공부 적당히 하고 놀고 싶은 거 놀면서 재미있게 살걸.' 이런 생각들이 내 머릿속을 떠나지 않았다.

　난 내 삶이 너무 힘들어 보였고, 내가 너무 가엾다는 생각뿐이었다. 나의 가엾은 10대에 대한 보상 심리가 너무나도 가득했다.

　내가 얼마나 공붓벌레였는지 자랑을 좀 하자면, 학창 시절부터 범생이라는 소리를 들으며 공부만 한 끝에 남들이 알아주는 명문대를 다녔고, 약학대학 편입에도 떡하니 합격해 약사라는 이른바 '사'자 직업을 가지게 되었으며, 졸업한 이후에는 내로라하는 대형 회사들에 턱턱 합격했다. 면접에서 떨어진 적이 없었다고나 할까?

나는 주변인들의 부러움을 사며 화려한 서울 라이프를 즐겼다. 그러던 중 직업 좋은 남자를 만나 결혼도 하게 되었다. 이제 내 인생은 행복으로 가득하겠지? 아 신난다!

하지만 이게 웬걸, 정신을 차려보니 나는 시골에서 혼자 아이를 돌보는 꼬질한 아줌마가 되어있었다. 순환근무가 일상인 남편의 직장을 따라 시골로 내려왔는데, 주변에 아는 사람은커녕 또래 친구도 아무도 없었다.

심지어 아이를 출산했을 때는 그 호환마마보다 무섭다는 코로나 시대였기 때문에 사람들이 서로 만나기도 꺼리던 때였다. 게다가 도움을 청할 수 있는 양가 부모님마저 없었다. 시댁 부모님은 편도 4시간 거리, 친정 부모님은 편도 3시간 거리. 남편은 일이 바쁘다는 이유로 아침 일찍 출근하고 저녁 늦게 퇴근하기 일쑤였다. 나는 소위 말하는, 그 죄악시되는 단어, '독박육아맘'이 되어있었다.

어린 시절부터 나는 부모님을 비롯하여 주변 사람들의 인정에 목말라하는 사람이었다. 다른 친구보다 성적이 좋아야만 잠을 잘 수 있었고, 다른 사람보다 좋은 회사에 들어가야만 기분 좋게 웃을 수 있었다. 내 주변 사람을 질투하고, 인정에 목말라하는 그런 이기적인 사람이었다. 그런 사람이 꼬질한 아줌마라는 현실에 만족할 리 없었다.

나는 아이를 돌볼 수 있으면서도 나의 멋진 커리어를 이어 나갈 수 있는 괜찮은 직장을 계속해서 검색했다. 어떤 직장을 다녀야 아이를 돌보면서 일할 수 있을까? 야근이 없고 회식이 없는 직장이 있을까?

나는 내가 다녔던 회사들에 대해 곰곰이 생각해 보았다. 내가 다녔던 회사들은 소위 말하는 글로벌 탑 회사들이었고, 여성 친화적이며 육아에 긍정적인 회사들이었다. 그런데 생각해 보면, 내 직장 상사 중에 친정어머니의 도움을 받지 않은 사람이 한 명도 없었다! 친정어머니의 도움을 받는 사람, 아니면 아예 딩크족이거나 결혼하지 않은 경우여야 승진을 할 수 있는 세상이라니! 정말 대한민국 살기 힘들다.

그러던 중, 예전부터 눈여겨본 공공기관에서 채용을 한다는 공고를 보게 된다. 공공기관에서는 육아휴직도 3년이나 쓸 수 있고 육아기 단축근무도 사용이 가능하다고 한다. 오,

이게 웬걸? 너무 괜찮네! 나는 채용 공고를 본 바로 그날, 당장 자기소개서 작성을 시작했다. 여기에 붙으면 이 지긋지긋한 시골 라이프도 안녕이야! 나는 이전에 쌓아놓았던 스펙을 믿고 자신 있게 지원했고, 결국 합격하게 된다. 그리고 새로운 지옥으로 들어가게 된다.

그 당시 나는 앞만 보고 달리는 경주마였다. 안정적인 생활보다 인정받는 삶, 화려한 도시 라이프를 원했다. 어찌 보면 시골에서의 외로운 삶을 벗어날 수 있는 핑곗거리를 만들고자 직장에서 일하는 워킹맘 생활을 택한 것이었다. 남편은 어차피 순환근무 하는데 내가 날 포기하면서 따라다닐 필요는 없지 않겠어? 나는 미래에 대한 불안감 때문에 현재의 행복을 찾지 못했다.

내가 새 직장 주변으로 이사를 왔을 때, 아들은 그 당시 18개월이 조금 넘은 상황이었다. 마의 18개월이라고 들어봤는가? 나는 그때까지만 해도 크게 위기감을 느끼지 못했다. 그동안 이른바 '독점육아'로 잔뼈가 굵어진 프로 육아맘이었기에, 지금까지도 혼자 육아했는데 일하면서 육아하는 건

크게 무리가 없을 것이라 생각했다. 나에겐 집에 있느니 회사에 있는 게 훨씬 쉬운 일이었다.

나는 미리 다양한 어플 검색을 통해 하원 이모님을 섭외해 놓았다. 물론 급하게 이모님을 구하는 과정에서 약간의 판단 미스들이 있긴 했지만, 결국 활발하고 인자하신 하원 이모님을 구하는 데 성공했다.

이모님은 4시부터 7시까지 돌봄이 가능했기에, 나는 그 일정에 맞춰서 앞으로의 행복 라이프를 구상했다. 8시 30분에 등원을 시키고 9시에 출근한 후, 6시 30분에 퇴근해서 7시까지 샤워를 할 것이다. 그리고 7시에 이모님을 보내면 금방 9시가 되겠지? 완벽해! 나의 행복한 워킹맘 라이프!

당연히 내 마음대로 상황이 행복하게 돌아갈 리 없다는 건 이 글을 읽고 있는 많은 엄마들이 알 것이다.

암이 생겼을 때 몸이 전하는 신호는?

우리 몸은 아플 때마다 다양한 방식으로 경고를 보낸다. 그중에서도 암은 매우 조심스럽고 교묘하게 몸의 균형을 무너뜨린다. 감기처럼 단번에 열이 나거나, 배탈처럼 명확한 통증이 오는 것이 아니다. 암은 조용하고 은밀하게, 마치 오래된 시계 속 톱니가 하나씩 어긋나듯 천천히 스며든다. 그래서 많은 사람들은 그 시작을 쉽게 놓치고 만다.

암은 어느 한순간 갑자기 나타나기보다는, 오랜 시간 몸 안 어딘가에서 자리를 잡고 자라기 시작한다. 처음에는 아주 작고 미세한 이상이 생기지만, 그 변화는 피로나 스트레스 같은 일상적인 상태와 겹치기 때문에 쉽게 무시되기 마련이다. "요즘 좀 피곤해서 그렇겠지.", "기분이 가라앉은 건 일이 많아서 그래."라는 식의 자기 위로 속에서 몸의 신호는 점점 묻혀버린다. 하지만 그 신호들은 결코 사소하지 않다. 그것은 몸이 우리에게 보내는 아주 절박한 구조 요청일지도 모른다.

　암으로 인해 나타나는 징후와 증상은 암의 종류, 크기, 그리고 위치에 따라 매우 다양하다. 신체 각 부위가 가진 특성과 기능에 따라 암세포가 미치는 영향은 달라진다. 예를 들어 뇌하수체처럼 공간이 협소한 부위에 암이 생기면, 암세포의 크기가 아주 작더라도 곧바로 두통, 시야 장애, 내분비 기능 이상 같은 뚜렷한 증상이 나타날 수 있다. 반면, 췌장처럼 복강 깊숙한 곳에 위치한 장기는 암이 어느 정도 자랄 때까지 겉으로 드러나는 증상이 거의 없다. 때문에 '침묵의 장기'라는 별명을 갖고 있을 정도다. 이런 이유로 췌장암은 초기에 발견되기 어려운 대표적인 암으로 꼽힌다.

　또한 폐나 간처럼 재생 능력이 뛰어난 장기들도, 암이 상당히 진행된 후에야 이상 징후를 드러내는 경우가 많다. 몸의 신호가 드러나지 않는다고 해서 괜찮은 것이 아니라, 오히려 '신호가 안 보이는 것이 더 위험할 수 있다'는 점을 우리는 늘 염두에 두어야 한다. 암은 몸 전체의 균형을 무너뜨리는 질환이다. 우리 몸의 작은 변화 하나하나가 결국 큰 질병으로 이어질 수 있다는 사실을 기억하며, 몸의 작은 소리 하나하나에 민감해지는 것이 중요하다.

많은 암은 초기에는 뚜렷한 증상이 없다. 혹은 있다 해도 매우 비특이적이어서 평범한 일상 속에서 간과되기 쉽다. 몸살처럼 피곤하거나 입맛이 없어지거나, 잠이 잘 오지 않는 등의 애매한 증상들은 누구에게나 흔히 나타날 수 있는 일상의 불편함으로 여겨진다. 그렇기 때문에 암은 종종 '조용한 침입자'로 불린다. 이처럼 조용히 시작되는 암은 시간이 흐르며 조금씩 몸의 균형을 무너뜨리고, 그 과정에서 다양한 신체적 변화를 일으킨다.

1. 장기를 압박하거나 전이되어 나타나는 증상

암이 자라면서 특정 장기를 압박하거나 그 내부 통로를 막으면 보다 구체적인 증상이 나타난다. 예를 들어 대장암은 장의 내강을 좁히며 변비, 설사, 복부 팽만감, 복통 등의 증상을 유발한다. 췌장암이나 담도암은 담관을 눌러 황달을 일으키며, 눈이나 피부가 노랗게 변하는 증상이 동반되기도 한다. 폐암은 기관지를 자극해 마른기침이 지속되거나 숨쉬기 어려운 느낌을 줄 수 있다. 암이 신경이나 뼈로 전이되면 국소적인 통증이나 감각 이상이 생기고, 운동 능력에 영향을 미치기도 한다.

2. 출혈을 동반하는 신호

암은 진행되면서 종종 출혈을 일으킨다. 이는 눈에 보이는 중요한 경고일 수 있다. 위암이나 대장암은 소화기관 내에서 출혈을 일으켜 혈변이 생기거나, 만성적인 출혈로 인해 빈혈이 생기기도 한다. 폐암은 기침할 때 피가 섞여 나오는 객혈 증상을, 방광암은 소변에 피가 섞이는 혈뇨를 유발할 수 있다. 특히 이러한 출혈이 반복되거나 뚜렷한 원인 없이 발생할 경우에는 반드시 정밀 검사를 받아야 한다.

3. 몸 전체가 보내는 전신 증상

암은 특정 부위의 질병으로 시작하지만, 점차 전신에 영향을 미치게 된다. 암세포는 체내 에너지 소비를 증가시키고, 면역 반응을 교란하며, 염증 물질을 분비해 몸의 항상성을 무너뜨린다. 이로 인해 원인 없이 체중이 줄거나, 식욕이 현저히 감소하며, 미열이 반복되거나 만성적인 피로와 전신 쇠약 증상이 나타나기도 한다. 자칫 '나이 탓', '스트레스 때문'이라고 넘기기 쉬운 이러한 증상들은 암이 보내는 가장 초기의 신호일 수 있다.

4. 피부 변화와 림프절 이상

암은 피부를 통해서도 신호를 보낸다. 갑작스럽게 생긴 가려움
증, 피부색 변화, 멍이 잘 드는 체질로의 변화, 원인 모를 출혈 등
은 내부 질환과 연관되어 있을 수 있다. 또한 암세포가 림프절을
침범하면 목, 겨드랑이, 사타구니 등 림프절 부위에 단단한 멍울이
만져질 수 있다. 특히 통증이 없고 지속적으로 크기가 커지는 경
우라면 정밀한 검사가 필요하다. 암성 림프절은 일반적인 염증성
림프절과는 다르게 부드럽지 않고 움직임이 없는 것이 특징이다.

. . . .

놓치지 말아야 할 일상 속 변화들

앞서 말했듯이 암은 종종 조용히 찾아온다. 특히 초기에 뚜렷
한 증상이 없거나, 너무 흔한 증상으로 위장되어 지나치기 쉽다.
실제로 많은 환자들이 암을 진단받고 나서야 "그땐 그냥 피곤해
서 그런가 보다 했어요."라고 말한다. 이처럼 평범한 듯한 증상이
사실은 몸이 보내는 절박한 신호일 수 있다.

암 조기 발견의 핵심은 '신호를 무시하지 않는 것'이다. 아래 증상들은 단순히 피로나 스트레스의 결과처럼 보일 수 있지만, 암의 초기 경고일 수 있다.

1. 몸에 생긴 덩어리나 혹

피부 아래나 림프절 근처에 만져지는 단단한 혹이나 멍울은 암의 대표적인 초기 신호다. 유방암, 갑상선암, 림프종, 고환암 등이 이에 해당한다. 통증이 없어도, 혹이 점점 커지거나 형태가 변한다면 바로 병원을 찾아야 한다. 샤워 후나 옷을 갈아입을 때 몸을 손으로 만져보는 습관은 생명을 지키는 습관이 될 수 있다.

2. 3주 이상 지속되는 속쓰림 또는 소화불량

속쓰림이나 소화불량이 3주 이상 계속되면, 단순 위염이 아닐 수 있다. 특히 약을 먹어도 호전되지 않거나 식욕 저하, 삼킴 곤란까지 동반된다면 식도암이나 위암의 초기 증상일 수 있다. 증상이 오래 지속되면 반드시 위내시경 검사를 받아야 한다.

3. 기침 또는 쉰 목소리

후두암, 폐암, 갑상선암, 림프종 등은 목 주변의 변화를 유발할 수 있다. 기침이 오래 지속되거나, 쉰 목소리가 계속될 때 '단순한 감기겠지'라고 넘기지 말고 전문의를 찾아야 한다. 특히 비흡연자도 예외가 아니다.

4. 배변 습관의 변화

대장암의 경우 변비, 설사, 변의 형태나 색깔 변화가 생길 수 있다. 특히 변이 가늘어지거나 점액이나 피가 섞여 나온다면 주의가 필요하다. 하루 배변 리듬이 바뀌는 것도 몸의 작은 신호일 수 있다.

5. 단 한 번이라도 나타난 혈뇨

소변에 피가 섞여 나오는 혈뇨는 신장암, 방광암, 전립선암과 관련이 있다. 단 한 번의 혈뇨라도 그냥 넘기지 말고 비뇨기과나 내과를 통해 검사를 받는 것이 중요하다.

6. 목의 통증

목의 불편감이나 통증이 오래 지속되는 경우, 후두암이나 인후두염 외에도 목 주변의 림프절 전이나 종양일 가능성이 있다. 런던대 조사에 따르면, 목 통증을 대수롭지 않게 넘긴 환자 비율이 78%에 달했다.

7. 원인 없는 체중 감소

갑작스럽게 체중이 4~5kg 이상 줄었다면 췌장암, 위암, 폐암, 간암 등에서 나타나는 신호일 수 있다. 체중 감소와 함께 피로감이 동반되면 더욱 의심해 볼 필요가 있다.

8. 지속적인 통증

암은 뼈, 신경, 장기에 통증을 퍼뜨릴 수 있다. 특히 골반, 허리, 어깨 등의 지속적인 통증은 난소암, 뼈암, 간암과 관련 있을 수 있다. 통증이 한 곳에서 시작되어 퍼진다면 정밀 검사를 받아야 한다.

9. 삼킴 곤란

음식이나 물을 삼킬 때 자주 걸리거나, 목에 이물감이 느껴질 때는 식도암, 위암, 신경계 종양의 가능성을 배제할 수 없다. 조기에 발견하면 충분히 치료가 가능한 부위인 만큼, 방치하지 않는 것이 중요하다.

10. 비정상적인 출혈

출혈은 눈에 보이는 명백한 경고다. 기침할 때 피가 나오면 폐암, 대변에 피가 섞이면 대장암, 소변에 피가 보이면 방광암·신장암, 유두나 질 출혈은 유방암이나 자궁암일 수 있다. 출혈은 '단 한 번'이라도 그냥 지나쳐서는 안 된다.

11. 피부의 변화

피부의 점, 주근깨, 사마귀가 갑자기 커지거나 색깔, 형태가 바뀐다면 피부암을 의심해 볼 수 있다. 특히 경계가 불규칙하고 비대칭적인 변화는 즉시 피부과 전문의 진료가 필요하다. 작은 점하나가 전신 건강의 지표가 될 수 있다.

이 모든 증상들은 단독으로 나타날 수도 있고, 조합되어 나타날 수도 있다. 더 중요한 건, '나에게 익숙하지 않은 변화'가 생겼을 때 이를 귀찮아하지 않고 점검하는 태도다.

'한 번 병원에 다녀오는 게 좋지 않을까?'

그 단순한 생각 하나가 암 조기 발견의 열쇠가 될 수 있는 것이다.

지금 이 순간에도 당신의 몸은 작은 목소리로 말하고 있다.

그 신호에 귀를 기울여 보자. 건강한 내일은 바로 그 선택에서 시작된다.

· ·

나의 경험: 피로와 우울감으로 시작된 신호

내가 처음 몸의 이상을 느낀 건 아주 평범한 하루 속에서였다. 특별히 무리한 일이 있었던 것도 아니고, 스트레스를 받을 만한 사건이 있는 것도 아니었다. 그런데 이상하게도, 피곤함이 쉬이 가시질 않았다. 밤에 잠을 자고 일어나도 개운하지 않았고, 낮에는 계속해서 눈꺼풀이 무겁고 몸이 축 처졌다. 마치 몸속에 무거운 돌을 하나 안고 다니는 것 같은 기분이었다.

그 피로는 단순히 에너지 고갈의 문제가 아니었다. 매일 아침 '오늘 하루도 무사히 끝났으면 좋겠다'는 생각이 먼저 들었고, 아침밥을 챙기는 것도, 퇴근 후 아이와 시간을 보내는 것도 나에게는 너무나 버거운 일이었다. 내 몸은 분명히 말을 하고 있었다. "뭔가 잘못됐어, 나 지금 무너지고 있어."

그 시기의 나는 그것이 단순한 과로나 일시적인 컨디션 저하라고 생각했다. 하지만 피로는 시간이 지날수록 깊어졌고, 결국엔 감정적인 무력감으로 번져갔다.

가장 고통스러웠던 것은 이유를 알 수 없는 우울감이었다. 사소한 일에도 짜증이 났고, 웃음이 잘 나지 않았다. 또한 사람들과의 관계도 하나둘씩 멀어졌다. 연락을 주고받는 것도, 대화를 나누는 것도 의미 없다고 생각하며 피하게 됐다. "괜찮아, 별일 아니야."라고 말은 했지만, 실은 나 스스로도 내가 괜찮지 않다는 걸 누구보다 잘 알고 있었다. 그런데도 그 감정을 꺼내놓는 것이 두려웠다. '내가 약해진 걸까?', '내가 예민한 걸까?' 이런 질문 속에서 스스로를 자책하며 점점 더 안으로만 숨게 됐다.

나중에 암 진단을 받은 후 문득 떠올랐다. 그 모든 신호들―피로, 무기력, 우울감―그건 단순한 기분의 문제가 아니라, 몸이 나에게 보낸 절박한 경고였다는 사실을. 그것은 몸과 마음이 함께 고장 나고 있다는, 내 몸이 나를 향해 외치고 있던 SOS 신호였던 것이다.

놓치지 말아야 할 작은 변화들

우리 몸은 언제나 신호를 보낸다. 그러나 우리는 그 신호를 듣기보다 외면할 때가 많다. "설마 나한테 암이 생기겠어?", "다들 힘들다는데, 나도 그냥 그런 거겠지."라는 생각으로 작은 증상들을 무시하고 넘겨버린다. 하지만 그 작은 증상 하나하나가 모여, 결국 큰 병이 되어 돌아온다.

암의 증상은 항상 크고 분명한 형태로 나타나는 것이 아니다. 처음엔 단순한 피로나 입맛 변화, 수면의 질 저하, 감정 기복처럼 보일 수 있다. 그러나 그 작은 이상들이 일정 시간 이상 지속된다면, 그것은 우리 몸이 보내는 비상 신호일 수 있다.

나는 지금도 가끔 생각한다. "그때 조금만 더 내 몸의 소리에 귀를 기울였다면 어땠을까."
하지만 후회보다 중요한 것은, 이제라도 내 몸의 소리를 듣는 법을 배웠다는 것이다.

　이 글을 읽는 누군가가 그때의 나처럼 피로하고 무기력한 나날들을 보내고 있다면, 부디 자신의 몸과 마음에 조용히 물어봐 주길 바란다.

　"지금 나, 정말 괜찮은 걸까?"

　그 질문 하나가, 당신을 지켜주는 첫걸음이 될 수 있다.

싱글맘이 아닌
싱글맘 라이프

싱글맘이 아닌 싱글맘 생활은 고난의 연속이었다. 사실 내가 입사한 직장은 복지도 좋고 나름대로 여유롭게 일할 수 있는 좋은 직장이었다. 하지만 싱글맘 라이프를 하고 있는 나는 그 복지들을 다 즐길 수는 없는 일이었다.

입사 당시, 같은 층에서 근무하게 된 동기들은 열 명 남짓이었다. 다들 나이도 비슷했고, 성격도 온화한 사람들이었기에 일하기도 좋겠다는 생각을 하고 있었다.

하지만 이게 웬걸, 그 열 명 중 아이가 있는 사람은 나뿐이었다! 그나마 한 명이 기혼이긴 했지만 딩크족이라고 했다. 요새는 결혼 및 출산 연령이 늦어지고 있다더니 정말 그랬다.

같은 나이여도 미혼과 기혼은 관심사와 생활 패턴에 큰 차이가 있다. 특히 저녁에 아이를 못 맡기는 내 입장으로서는 그랬다. 하원 이모님도 본인의 가정이 있으시기에 늦게까지 아이를 봐주실 수는 없었고, 가끔씩 모이는 저녁 회식에 나는 참석을 할 수가 없었다. 나는 자연스레 그들과 멀어졌고, 나의 단조로운 일상을 지키기에도 바빴다.

당시 나의 아침부터 저녁까지의 일상을 소개해 보겠다. 먼저 아침을 7시 시작이라고 해보자. 7시부터 아들은 "어린이집 가기 싫어!"라는 말과 함께 일어난다. 아들의 심기를 거스르지 않기 위해 나는 세수도 하지 못한 채 아침부터 화려한 재롱을 부린다. 까꿍 놀이, 블록 놀이, 소꿉놀이 등 다양한 놀이를 아침부터 시작하고, 중간중간 부엌에 가서 미리 준비한 아침을 먹인다.

그리고 8시부터 출근 준비를 하기 위해 옷방으로 슬쩍 들어가면, 그때부터 아주 강력한 칭얼거림이 시작된다. 가끔은 벌러덩 누워서 울기도 했는데, 이런 모습을 보면 아침부터 마음이 아파서 하루 전체의 기분이 망가지곤 했다. 원래 이모님을 구할 때 8시부터 9시까지 등원 준비를 해 주실 수 있는 분을 구했었는데, 아들이 너무나 서글피 울고 거부하는 바람에 등원 이모님은 구할 수 없었다.

어찌어찌 달래서 8시 30분 정도에 아이를 어린이집에 보낸다. 그리고 출근해서 9시부터 12시까지 열심히 일을 한다. 나는 그 당시 점심시간도 허투루 쓰지 않았다. 난장판이 된 집을 치우기 위해 집으로 돌아와서 청소를 하고 점심을 대충 때웠다. 가끔은 아침에 못 한 샤워를 급하게 하면서 점심을 건너뛰곤 했다.

나는 점심시간에 집으로 돌아오는 것이 걷기 운동 및 다이어트에 도움이 될 것이라고 생각했지만, 지금 생각해 보면 사람들과 소통할 수 있는 소중한 시간을 스스로 없애버린 것 같아 아쉬울 따름이다. 집이 더러워도 그냥 내버려두고 나가는 패기가 있어야 했는데, 매사에 완벽하려고 했고 하원 이모님께 조금이라도 잘 보이고 싶은 마음이 컸다.

다시 일을 하고 나서 허둥지둥 집에 돌아오면 저녁 6시 30분이 된다. 아이는 오자마자 함박웃음을 지으며 반겨주고, 이모님을 대문으로 밀어낸다. 아들아, 너무 귀엽지만 엄마 조금만 쉬면 안 되겠니?

이제 저녁 9시, 늦으면 10시까지 아이와 놀이하는 시간이다. 아무리 깜깜한 밤이어도 아이가 원한다면 놀이터에 같이 나가기도 했다. 낮에 놀아주지 못했다는 워킹맘의 죄책감, 그게 나를 계속 짓눌렀기 때문이다.

당시 내가 가장 부족했던 것은 수면시간이었다. 너무 안타깝게도, 우리 아들은 통잠을 자는 아이가 아니었다. 아이를 조금만 더 키우고 맞벌이를 시작했어야 하는데! 새벽 2시, 새벽 5시에 꼭꼭 일어나면서 우유를 찾거나 놀아달라고 했다. 그 시간마다 같이 일어나면서 나는 강제로 밤을 지새우곤 했다.

많은 사람들이 알고 있겠지만 수면시간은 신체와 정신의 건강에 매우 중요한 요소이다. 일단 깊은 수면을 방해받으니 하루 동안의 에너지를 회복하기에 역부족이었고, 다음 날에도 이러한 생활 패턴은 계속되었다.

결국 이런저런 상황이 겹치면서, 나는 내가 생각한 시기보다 빠르게 육아휴직을 선택하게 되었다. 아이가 감기, 독감 등으로 어린이집에 못 가는 날마다 휴가를 사용했기에 남은 휴가가 없어 어쩔 수 없이 휴직을 선택한 것도 있지만, 사실 나는 그 당시 나의 건강에 약간 이상이 있다는 것을 느꼈다. 일단 가장 강하게 느낀 것은 심각한 우울 증세였다.

나는 육아 우울증을 이미 겪었다고 생각했기에, 이 우울감이 당연히 중증 육아 우울증 때문이라고 생각했었다. 하지만 지금 생각해 보면, 신체에 이상이 생기게 되면서 정신에 영향이 간 부분도 있다고 생각한다. 일상적인 생활에 지속적인 피로감을 느끼고 있었고, 식사를 제대로 하지 않았는데도 불구하고 체중이 조금 증가하는 양상을 보였다.

하지만 난 내 몸에서 암세포가 자라고 있을 것이라곤 꿈에도 상상치 못했고, 당장 개선이 시급한 나의 우울감을 치료하기 위해 정신건강의학과로 향했다.

정신과는 30년 인생을 살아오면서 내가 굉장히 관심을 많이 가졌던 곳이었지만, 그동안 방문할 생각은 못하고 있었다. 그러다가 드디어 육아휴직을 하면서 이 정신과라는 공간에 입장을 하게 된 것이다. 나는 2분 동안의 간단한 상담 끝에 약을 처방받을 수 있었고, 나의 세로토닌 수치 증가를 위해 매일매일 약을 복용하기 시작했다.

사실 정신적인 증상 이외에 별다른 신체적인 증상이 보이지 않았다면, 나는 계속 우울증 약을 복용하면서 '왜 뱃살이 빠지지 않는 거지?'에 대한 고민을 하며 일상을 살아갔을 것이다. 그리고 암세포는 내 뱃속에서 쑥쑥 자라나며 여기저기 분포되어 있는 나의 장기들을 괴롭혔을 것이다. 지금 생각해 보면 참 끔찍한 일이 아닐 수 없다!

불행하지만 아니, 정말 다행스럽게도 나에게 신체적인 증상이 나타나게 된다.

죽고 싶으면
병원 안 가서도 돼요

육아휴직을 하기 이전에도 나에게는 좋지 않은 증상이 몇 가지 있었다. 그중 일부 증상은 내가 그냥 무덤덤하게 흘려보냈고, 또 다른 증상은 혹시나 하여 산부인과에 방문을 했었지만 애석하게도 의사가 그 황금 같은 기회를 흘려보냈다. 그렇다고 의사를 원망하지는 않는다. 사소한 증상 하나하나를 보고 어떻게 암이라고 단정 지을 수 있겠는가?

그중에서도 정말 중요했던 증상이 있었는데, 바로 물처럼 흐르는 냉이었다. 지금 생각해 보면 정말 바보 같은 일이 아닐 수 없다. 어떻게 이 증상을 그냥 흘려보냈지?

나는 가끔씩 냉이 많이 나오는 편이었기에, 냉이 많은 날마다 팬티라이너를 사용해 주면 며칠 후에는 다시 원래대로 돌아오곤 했다. 그런데 물 같은 냉이 팬티가 젖을 정도로 많이 나오던 시기가 있었다. 팬티라이너로도 감당하기 부족해서 생리대를 착용해야 했고, 조금 불편한 마음에 산부인과를 방문했었다. 하지만 산부인과에서는 큰 이상이 없다고 했고, 간단한 질정 처방을 받은 다음에 검사를 마무리했다. 이상함을 느끼고 경력이 있는 다른 산부인과에 한번 더 방문했었어야 하는데, 정말 아쉬울 따름이다.

결정적인 증상은 육아휴직 이후에 나타났다. 소변을 보고 휴지로 살짝 닦았는데, 아주 작은 피가 묻어있는 것이 아닌가? 통증은 없었기에 그냥 넘어갈 수도 있는 일이었지만, 나는 다행히도 휴직을 하여 나를 위해 시간을 쓸 수 있는 자유인이었기 때문에 그 즉시 산부인과에 방문하였다.

나는 아직도 그날이 생생하다. 일요일이었기에 문을 연 산부인과가 많지 않았고, 검색을 하다 보니 그 지역에서 나름 큰 산부인과가 당일 진료가 가능했기에 그 즉시 방문 예약을 했다.

나는 50대 정도로 보이는 조금 쌀쌀맞은 남자 의사에게 진료를 받게 되었다. 아래에서 작은 출혈이 있다고 간단히 말했더니, 그는 "그럼 자궁경부암 검사도 같이 합시다."라고 짧게 대답했다. 그때는 왜 이렇게 무뚝뚝한지, 왜 쓸데없이 자궁경부암 검사를 하는지 의아했지만, 지금 생각해 보면 나에겐 정말 은인 같은 사람이었다.

검사 결과를 들으러 간 날, 의사 선생님은 짧게 한숨을 쉬더니 말을 이어갔다.

"여기서는 치료하기 어렵고, 큰 대학병원으로 가야 합니다. 소견서를 써줄 테니 빨리 병원을 알아보세요."

그 당시의 나는 이 상황이 얼마나 심각한지를 깨닫지 못한 채 아무 생각 없이 대답했다.

"꼭 가야 하는 건가요?"

그러자 의사 선생님은 약간 한심하다는 표정으로 나를 바라보며 소견서에 적힌 '긴급'이라는 단어를 손가락으로 가리켰다. 그리고 말했다.

"죽고 싶으면 병원 안 가셔도 돼요."

암이 생기는 원인, 그리고 예방법

암은 단일 원인보다는 다양한 요인들이 복합적으로 작용하여 발생하는 질환이다. 아래는 암의 대표적인 원인들을 분류별로 정리한 표이다. 생활습관, 환경, 감염, 유전적 요인 등 여러 측면에서 암의 위험을 높이는 요소들을 이해함으로써 예방과 조기 진단에 도움이 될 수 있다.

구분	원인	설명	관련 암 종류 예시
생활 습관	흡연	암 전체 발생의 약 30% 차지. 발암물질이 세포 손상 유발	폐암, 후두암, 방광암, 식도암 등
	음주	알코올 대사산물 (아세트알데히드)이 DNA 손상	간암, 식도암, 구강암, 유방암 등
	잘못된 식습관	고염식, 가공육, 불에 탄 음식 등 섭취	위암, 대장암

	운동 부족 & 비만	대사 저하, 호르몬 불균형 유발	대장암, 유방암, 자궁내막암 등
환경 요인	화학물질, 대기오염, 석면 등	직업성 노출 또는 생활 속 오염물질에 의한 세포 손상	폐암, 피부암, 방광암 등
	방사선 노출	자외선, X선, 방사능 노출 등으로 DNA 변이 발생	피부암, 갑상선암 등
감염성 요인	바이러스 및 세균 감염	바이러스가 세포 내 유전자 변형 유발	HPV(자궁경부암), 간염바이러스(간암)
	헬리코박터 파일로리	위 점막 손상과 만성 염증 유발	위암
유전/내부 요인	가족력	특정 암유전자가 세대 간 전달됨	유방암, 대장암, 난소암 등
	호르몬 불균형	여성호르몬의 과다 자극이 세포 성장 촉진	유방암, 자궁내막암 등
	면역력 저하	세포 감시 기능 약화로 암세포 생존 가능	림프종, 백혈병 등
	세포 돌연변이	자연적 세포분열 중 DNA 오류 축적으로 인한 발병	다양한 암의 공통적 원인

암은 누구에게나 생길 수 있는 질병이며, 그 위험 요인들을 알고 생활 속에서 조금씩 실천하는 것만으로도 예방 가능성을 높일 수 있다. 특히 가족력이나 감염력 등 스스로 조절할 수 없는 요인이 있는 경우에는 정기적인 검진이 중요하다.

모든 경우의 암을 완벽하게 예방할 수는 없지만, 생활습관을 조절하고 위험 요인을 줄임으로써 예방 가능성을 크게 높일 수 있다. 세계보건기구(WHO)에 따르면 전체 암의 30~50%는 예방이 가능하다고 한다. 아래는 일상에서 실천할 수 있는 암 예방법을 정리한 내용이다.

예방법	실천 방법
금연	흡연은 폐암뿐 아니라 여러 암과 관련됨. 금연만으로도 암 발생 위험을 크게 줄일 수 있음.
절주	음주는 간암, 식도암, 유방암 등과 관련이 있음. 가능한 한 절제하거나 금주하는 것이 좋음.
건강한 식습관 유지	짠 음식, 가공육, 탄 음식 줄이기. 신선한 채소와 과일, 섬유질이 풍부한 식사 권장.
적정 체중 유지	비만은 유방암, 대장암 등 여러 암과 관련. 규칙적인 식사와 운동으로 적정 체중 유지.
규칙적인 운동	주 3~5회, 하루 30분 이상 유산소 운동 실천. 신진대사 활성화 및 면역력 증진 효과.

예방접종	HPV 백신(자궁경부암 예방), B형 간염 백신(간암 예방) 등 감염성 암 예방에 효과적.
정기 건강검진	암은 조기 발견이 생존율을 결정짓는 핵심. 연령과 가족력에 따라 맞춤형 검진 필요.
스트레스 관리	만성 스트레스는 면역 기능 저하와 연결됨. 취미, 명상, 휴식 등으로 감정 건강 챙기기.
환경 노출 줄이기	유해 화학물질, 대기오염, 자외선, 방사선 노출을 줄이기. 보호장구 착용 생활화.
올바른 위생 관리	바이러스 및 세균 감염 예방을 위해 개인위생 철저히 하고, 손 씻기 및 안전한 식품 섭취 실천.

가족 중에 암 병력이 있는 경우에는 의료진과의 상담을 통해 개인에게 맞는 정기검진 계획을 세우는 것이 중요하다. 유전적 요인이 있는 암은 비교적 이른 나이에 시작되기도 하므로, 일반적인 검진 시기보다 앞당겨 검사하는 것이 권장된다.

또한 많은 암은 수년에 걸쳐 천천히 진행되며, 증상이 나타났을 때는 이미 상당히 진행된 경우가 많기 때문에 조기 발견이 가장 강력한 치료법이 될 수 있다. 생활 속에서 실천하는 예방법도 중요하지만, 무엇보다 중요한 것은 자신의 몸 상태를 주의 깊게 관찰하고, 작은 변화에도 민감하게 반응하는 태도이다. 암은 갑작스럽게 나타나는 질병이 아니며, 조용히 다가오는 경고에 우리가 얼마나 귀 기울이느냐에 따라 달라질 수 있다.

내 몸에 암이 몇 개야?

한심한 답변으로 의사 선생님을 노하게 만든 나는, 그날 부터 소위 Top5 병원이라고 하는 대학병원들에 전화를 하나하나 돌리기 시작했다. 그런데 대한민국에 왜 이리 아픈 사람들이 많은 걸까? 대부분의 병원이 지금 예약해도 기본 3개월은 기다려야 하는 상황이었다. 심지어는 6개월을 기다려야 하는 병원도 있었다.

그런데 신은 나의 편이었던가. 예약 환자가 너무 많아 제일 먼저 포기했던 서울대병원에서 빈자리가 났다는 전화가 왔고, 일주일 후에 진료가 가능하다는 연락을 받았다. 이 얼마나 운이 좋은가!

　나는 너무 감사하다는 말과 함께 예약을 잡았고, 그다음
주 바로 서울대병원으로 향했다.

　서울대병원. 내가 약사로 일하면서 수도 없이 들어본 그
이름. 나는 일 때문에 간 적은 있어도 환자로 방문한 적은
없었다.

　일반인으로 방문하는 기분과 환자로서 방문하는 기분은
차원이 달랐다. 나는 1시간이 넘게 진료실 앞에서 대기하며
끊임없이 핸드폰으로 이런저런 정보들을 검색했다. 초기 암
이면 간단한 수술만으로 끝날 수 있을 거라는 희망적인 정
보들. 그리고 자궁경부암이 1년 만에 전이되어 사망한 유튜
버의 영상들. 마음속으로 혼자 희망과 절망을 맛보다가 진
료실로 들어가게 되었다.

　처음부터 교수님을 만나는 진료는 아니었고, 꽤나 젊어
보이는 레지던트 선생님이 바쁘게 컴퓨터를 하고 있었다.
내가 미리 제출했던 소견서를 살펴보고 있는 것 같았고, 나
는 자연스럽게 이른바 굴욕 의자라고 불리는 자리로 향했

다. 어차피 출산도 한 몸. 하도 많이 굴욕 의자에 앉아봐서 아무렇지도 않았다.

"초음파 좀 볼게요."

의사 선생님은 자궁 검사를 간단히 마친 후, 차분한 목소리로 초음파 검사를 시작했다. 기계의 부드러운 소리가 울려 퍼지며, 나는 아들을 임신했을 때의 기억이 떠올랐다. 초음파 화면에 아이의 작은 모습이 비쳤었고, 설레는 마음으로 그 모습을 바라보았던 순간들이 그리워졌다. 이번에는 얼마나 컸을까, 아기의 심장 박동 소리와 함께 마음속에 따뜻한 감정이 스며들었다. 시간이 많이 흘렀지만, 그 순간의 설렘은 여전히 내 마음속에 소중히 간직되어 있었다.

하지만 행복에 잠겼던 순간도 잠시뿐. 갑자기 의사 선생님이 당황스럽다는 듯 말했다.

"난소에 혹이 있는 거 아셨어요?"

아니요, 당연히 몰랐죠. 초음파 지금 처음 했는데.

30살 암환자의
3박 4일 첫 입원 여행기

자궁 때문에 긴급한 상황이라 서울대병원에 왔더니, 이번에는 난소도 긴급한 상황이란다. 이 얼마나 황당한 일인가. 오른쪽 난소에는 5cm 정도로 보이는 혹이 있고, 왼쪽 난소에는 9cm 정도로 보이는 혹이 있다고 했다. 한쪽도 아니고 양쪽에? 그동안 감쪽같이 모르고 살았다는 것도 신기할 지경이다.

생각해 보니 20대 초반에 다낭성 난소 증후군으로 산부인과에 방문했을 때, 2cm 정도의 작은 물혹이 있다고 했던 기억이 있다. 하지만 그 정도의 혹은 없어질 수 있고, 물혹으로 보이기 때문에 걱정하지 말라고 했었다. 그런데 9cm라니? 아, 내가 그래서 뱃살이 두둑했던 것이구나!

일단 초음파상으로 이것이 암인지 아닌지는 알 수 없었기에 진료 이후에도 다양한 검사들을 받게 되었다. 피검사, ct, pet-ct…. 이 다양한 검사들을 한 번에 받을 수는 없는 노릇이었고, 결국 나는 3박 4일간 서울대병원에 입원해서 원추절제술까지 진행하기로 했다.

◆◇◆◇◆◇◆

추운 겨울 12월.

쌀쌀하고 곧 눈이 내릴 것 같이 하늘이 우중충했지만 나에게 12월은 너무나 기쁘고 행복한 달이다. 누구나 행복을 느끼고 즐거움을 만끽하는 크리스마스가 있는 달. 그리고 너무나 사랑스럽고 귀여운 내 아들의 생일이 있는 달 12월.

그런 소중하고 기념비적인 12월에, 나는 원추절제술 및 pet-ct 촬영을 위해 3박 4일 동안 서울대병원에 입원할 것이다. 또 양쪽 난소를 뒤덮고 있는 9cm와 5cm 혹을 제거하기 위해 재입원을 하게 될 것이다.

그리고 아들에게 새해 인사를 병원에서 영상통화로 하게 되겠지.

이런저런 복잡한 마음을 안고, 나는 첫 3박 4일 입원을 위해 입원 가방을 주섬주섬 챙겼다. 인터넷에서 '입원할 때 가져가야 할 준비물'을 검색한 후 하나하나 캐리어에 집어넣었다. 어차피 종양 제거 수술 때 또 입원해야 하니까 캐리어 정리는 안 해도 되겠지! 쓸모없는 긍정 회로를 돌리며 나는 마치 긴 여행을 가는 마냥 캐리어를 포장해 두었다.

이때까지만 해도 몰랐다. 내가 정말로 길고 긴 병원 여행을 하게 될 줄은.

◆◇◆◇◆

남편과 차를 타고 서울대병원에 도착한 후, 남편은 나의 친정 오빠와 보호자 바통터치를 하고 집으로 돌아갔다. 천만다행으로 오빠가 1월부터 새 직장에서 근무를 시작하게 되었기 때문에 마침 12월에 시간이 비어서 내 보호자 역할을 해 줄 수 있었다. 그 덕분에 남편이 아이를 케어할 수 있게 되었고, 나는 조금이나마 아이에 대한 걱정을 내려놓을 수 있었다.

나는 먼저 pet-ct를 찍은 후 위·대장 내시경, 그리고 원추절제술을 진행하게 되었다.

pet-ct란 현재까지 알려진 암의 영상 진단 방법 중 가장 초기에, 가장 정확하게 암을 찾아내는 최첨단 검사 방법이라고 한다. 이미 ct 촬영을 통해 몸에 종양이 있다는 것을 알아냈지만, pet-ct를 통해 우리 몸의 신진대사 이상을 찾아내어 보다 정확한 진단을 할 수 있고 전신을 한꺼번에 촬영할 수 있다는 장점이 있다.

우리 몸의 신진대사에 이용되는 포도당과 유사한 물질(양전자를 방출하는 방사성 의약품)을 주사해 전신 대사 상태의 미세한 변화를 영상 촬영하는 방법으로, 암 조직이 주위 정상조직보다 더 높은 농도로 축적되기 때문에 암의 발견과 관찰이 용이하다.

특히 pet-ct의 경우 검사 당일 가급적이면 임산부, 어린이, 영유아와 접촉을 하지 않는 것이 좋다는 주의사항이 있다. 나는 다행히도 3박 4일을 입원한 상태에서 아들과 떨어져 있어야 했기 때문에 이 주의사항에 대해 걱정을 하지 않아도 되었다.

사실 pet-ct는 방사선 피폭량이 상당하기 때문에 많은 사람들이 주저하는 검사이다. 하지만 나처럼 암 진단이 나온 경우 필수적으로 하는 검사로서, 암환자의 경우 1년에 한 번씩 pet-ct 촬영을 통해 암의 전이 및 재발을 확인하게 된다.

pet-ct 촬영 준비는 일반적인 ct 촬영 준비와 거의 비슷하다. 차이점이 있다면, 방사성 약품 주입 후 전신 흡수를 위해 안정실에서 1시간 동안 움직이지 않고 가만히 있어야 한다는 것이다.

나는 서울대병원의 안정실 중 하나에 배치받았다. 안정실 문을 열고 들어가니 다른 환자가 이미 소파에 누워있었고, 나는 옆에 남은 나머지 소파에 앉아 천천히 리클라이너 스위치를 눌렀다. TV가 설치되어 있었지만 옆 환자도, 나도 TV를 틀지 않았다. 움직이지 않아야 한다는 주의사항 때문에 괜히 팔다리를 움직이는 것도 조심스러웠고, 나는 눈을 감고 억지로 잠을 청했다. 나는 왜 여기에 와 있는 것인가, 나는 앞으로 어떤 날들을 살게 될 것인가….

복잡한 상념을 뒤로하며 나는 잠에 까무룩 들었고, 'ㅇㅇㅇ번 환자분 이제 촬영하실게요.'라는 작은 안내방송 소리에 퍼뜩 잠이 깨어 얼른 촬영실로 향했다.

◆ ◆ ◆ ◆ ◆

pet-ct 촬영은 움직이지 않아야 한다는 것이 부담스러울 뿐이지, 사실 힘든 촬영이 아니다. 나의 3박 4일 입원 과정 중 가장 힘들었던 것은 바로 위·대장 내시경이었다. 혹시나 위·대장에도 이상이 있을 수 있으니 내시경을 하는 게 좋겠다는 의료진의 판단이 있었고, 나는 덕분에 3박 4일 동안 나의 위장을 깨끗하게 비워내야만 했다.

공포의 쿨프렙산. 나는 병원 약사로 근무를 해보지는 않았지만, 약학대학 실습생이었을 때 병원에서 쿨프렙산을 접한 적이 있다. 먹는 게 상당히 고역이라고는 들었지만, 내가 이걸 암 치료 때문에 먹게 될 줄은 꿈에도 몰랐다.

그리고 병원의 스케줄은 내 마음대로 선택할 수 없는 것이기에, 원하지 않는 시간이어도 오더(order)가 떨어지면 쿨프렙산 먹기를 시작해야 한다. 나는 밤 10시부터 쿨프렙산 먹기를 시작해야 한다고 통보받았고, 어쩔 수 없이 오밤중에 쿨프렙산으로 장 비우기를 시작했다. 총 4L를 먹는 강행군의 시작이다. 한 통, 두 통….

500ml씩 홀짝거리다가 1L를 채우기 직전부터 신호가 쭉 오기 시작한다. 아, 내 몸이 가벼워지는 시간! 나는 링거를 꽂은 몸으로 오밤중에 정신없이 화장실을 들락거리기 시작했다. 지금 생각해 보면 보호자 역할을 해준 나의 오빠에게 참 미안할 따름이다. 불편한 보호자 침대에서 밤중에 자지도 못하고 여동생의 화장실 소리나 들어야 하는 신세라니…. 나중에 두고두고 보답해야 할 일이다.

열심히 힘을 내어 쿨프렙산을 마시면 마시는 족족 엉덩이로 나오게 된다. 나중에는 엉덩이로 소변이 나오는 기분이랄까?(이 글을 읽은 여러분께 죄송스럽다.) 어질어질한 기분으로 위장 비우기를 마치고, 나도 모르는 사이에 잠에 들어 수면 내시경을 마친 후 원추절제술을 기다리게 되었다.

✦SYS✦SYS✦

원추절제술은 사실 수술이 아니라 시술 정도로 보기도 한다. 그리고 15~20분 만에 끝나기 때문에 많이 긴장할 필요는 없다. 나는 이미 자궁 조직검사 후 거즈를 제거해 보는 경험을 해 보았기 때문에, 원추절제술 후의 과정에 대해 큰 두려움을 가지고 있지는 않았다. 자궁조직검사 및 원추절제술이 끝난 이후에는 지혈을 위해 넣어놓은 거즈를 셀프로, 또는 병원에서 제거해야만 한다.

다만 내가 두려웠던 것은, 원추절제술 이후 나올 암의 병기에 대한 것이었다. 아, 제발 너무 높은 병기는 아니기를.

원추절제술을 하기 위해 실려 가는 기분은 참으로 이상한 것이었다. 병실에 누워 오빠와 간단히 인사를 한 후, 움직이는 침대에 옮겨져 어디론가 실려 가게 되었다.

도착한 곳에는 마치 〈오징어게임〉에 나오는 한 장면처

럼 누워있는 환자들이 바글바글했다. 나는 참가자 중 한 명이 되어 내 이름을 불러주기를 기다리며 가만히 누워있었다. 내 옆에 있는 사람들은 어떤 이유로 여기에 참가하게 되었을까? 문득 말을 걸고 싶어질 정도였지만, 옆 사람이 무슨 생각을 하고 있을지 몰라 꾹 참을 수밖에 없었다. 나도 찔끔 나올 것 같은 눈물을 참고 있었으니, 내 옆 사람도 내가 말을 걸면 울음을 터뜨릴지도 몰라. 꾹 참아야지.

"이제 들어가실게요~"

상냥한 간호사의 한마디에 나는 또 어디론가 실려 가게 되었다.

그 과정 동안 나는 계속 눈을 감고 있었기에 그 과정이 기억은 나지 않는다. 눈을 떠보니 나는 병실로 다시 옮겨져 있었고, 약간 따끔거리는 통증만이 남아 있었다. 아, 이제 끝났구나!

그런데 이 조직검사가 내 몸속의 암세포를 화나게 했다는 것을 알게 된 건 이로부터 일주일 후의 일이었다.

병원에 입원할 때 가져가면 좋은 준비물

암 치료나 수술, 기타 만성질환으로 인해 병원에 장기 입원해야 할 때, 집에서 생활할 때와는 전혀 다른 환경이 시작된다. 나 역시 항암 치료와 방사선 치료로 인해 석 달이 넘는 입원 생활을 하면서, 병원에서 무엇이 필요한지 하나하나 체감하며 배웠다. 처음에는 불편했지만 차차 갖춰가면서 병원 생활이 조금은 덜 힘들어졌다. 여기, 나의 경험을 바탕으로 한 병원 입원 준비물 리스트를 공유하고자 한다.

병원 입원을 위해 필요한 기본 준비물

분류	준비물	설명
기본 준비물	신분증	입원 수속 시 필수
	세면도구(샴푸, 치약, 칫솔, 비누, 수건 등)	개인위생을 위한 기본 구성
	실내화	병원 내부에서 편하게 신기 좋음
	충전기, 보조배터리	장기간 병원 생활엔 필수
	여벌 옷, 속옷(넉넉한 사이즈)	치료로 몸이 붓는 경우를 고려
	마스크	감염 예방 및 위생 관리용
	비닐봉지 여러 장	세탁물, 쓰레기, 소지품 정리에 유용
	복용 중인 약과 약물 정보	복약 설명서도 함께 챙기면 좋음

준비하면 편한 용품들

분류	준비물	설명
생활 편의 용품	드라이 샴푸	머리 감기 어려울 때 유용
	물티슈, 비데용 티슈	피부 자극 줄이고 위생적으로 관리 가능
	체온계	자가 모니터링용, 발열 확인 필수
	미스트, 립밤, 마스크팩	건조한 병실에서 피부 보습용
	순한 보습제, 유아용 바디워시	예민해진 피부를 위한 저자극 제품
	수면안대, 귀마개	다인실에서 수면의 질 개선
	빨대 사용 가능한 텀블러	수술 후 물 마시기 관리
	크래커 등 간단한 간식	항암 후 구토감 완화에 도움
항암 치료 관련 용품	두피 브러시	탈모 시 두피 순환 개선
	스카프, 모자, 가발	탈모로 인한 민감함 완화용
	부드러운 칫솔, 가글	구내염 및 입안 위생 관리
	치과 진료 선처리 권장	항암 전 잇몸 상태 체크 및 스케일링 추천

계절 및 환경 관련	담요, 핫팩, 수면양말	병실이나 주사실은 춥게 유지될 수 있음
	미니 가습기(병실 허용 시)	건조함 완화에 도움
	보호자용 이불, 접이식 의자	보호자의 장시간 대기 편의성 향상

- 드라이 샴푸: 드라이 샴푸는 씻기 어려운 상황에서도 간편하게 두피를 청결히 유지할 수 있어 위생 관리에 유용하다. 몸 상태가 좋지 않을 때 기분 전환에도 도움이 된다.

- 비데용 티슈(예시: 마이비데): 설사나 변비 등의 증상이 심해짐에 따라 항문에 통증이 생길 수 있으므로 비데용 티슈로 가볍게 닦아내면 도움이 된다.

- 미스트, 마스크팩, 립밤: 병원 안은 매우 건조하다. 미니 가습기도 괜찮지만 일부 병실에서는 가습기를 사용하지 못할 수도 있어서 추천한다.

- 빨대 사용 가능한 텀블러: 수술 후에는 목을 가누기 어렵기 때문에 빨대가 굉장히 유용하게 사용된다. 빨대 사용 텀블러를 포함하여 일회용 빨대를 많이 준비해 두는 것이 도움이 된다.

✦ 보호자용 이불, 접이식 의자: 암환자뿐만 아니라 보호자로
함께하는 가족들에게도 입원의 시간은 굉장한 고통의 시간
이다. 보호자용 침대는 굉장히 딱딱하기 때문에 이불 패드를
준비하는 것이 도움이 되고, 간단한 접이식 의자를 준비하는
것도 좋은 방법이다.

장기 입원은 육체적으로도, 정서적으로도 사람을 지치게 한다.
하지만 준비가 잘 되어 있으면 그만큼 불편함은 줄어들고 마음의
여유도 생긴다. 나의 이 경험이 누군가에게 작은 도움이 되기를
바란다. 무엇보다, 환자도 보호자도 스스로를 잘 돌보는 것이 가
장 중요하다.

1-7

죄송합니다 암세포님,
감히 노하게 해 버려서

원추절제술을 마친 이후에 3일 정도를 추가로 암 전문 한
방병원에 입원을 했고, 나는 다시 집으로 돌아와 본격적으
로 수술 전 마지막 육아를 시작했다. 수술 전에 사랑하는 아
들의 생일이 있었고, 또 크리스마스도 보내야 했기 때문에
아들의 선물을 어떤 걸 준비해야 할지 골몰했다. 몸은 너무
나 힘들었지만 마음만은 풍요로웠던 시기였다.

그러던 중, 밤중에 배의 따끔거리는 통증 때문에 잠에서
깨게 되었다. 아, 원추절제술 후유증이 일주일이 지나서까
지도 있나 보다. 나는 따끔거리는 배를 부여잡으며 집에 있

는 진통제를 한 알 털어먹은 후, 집안을 혼자 서성거리다 다시 아이 옆에 가서 잠에 들었다. 내일이면 괜찮을 거야.

그런데 이상하게도 배의 통증은 멈추지 않았다. 많이 아픈 통증도 아니고, 뭔가 따끔따끔 불쾌한 통증. 잠을 청하기 어려운 통증. 왜 이렇게 배가 불편하지? 한방병원에 더 입원해 있었어야 했나. 나는 아이를 어린이집에 데려다준 후에도 배가 찝찝하여 진통제를 하나씩 더 먹는 중이었다.

어, 그런데 내 배가 뭔가 이상하다. 내 배가 이렇게 나왔었던가? 나는 뭔가 이상하여 배를 만지작만지작 만져보았다. 뭔가 배가 볼록 나온 듯한 기분이었다.

수술 후 부기(浮氣)인가? 원래 원추절제술을 하면 배에 부기가 있는 건가? 아무리 검색해도 원추절제술 후 배가 부었다는 이야기는 찾아볼 수가 없었다. 뭔가 이상하다. 배가 불편하니 일단 저녁은 안 먹어야겠다. 저녁을 굶고 물만 먹은 후 밤에 잠을 청했지만, 여전히 불쾌한 기분에 잠을 이룰 수가 없었고 배가 불룩한 기분은 그대로였다.

게다가 점입가경으로 뭔가 왼쪽 배가 더 나온 것 같았다.

게다가 배가 좀 딴딴하게 나오는 기분이랄까? 배에 움직이지 않는 아이가 들어있는 기분이었다. 가스가 차서 터질 것 같은 기분.

아, 이건 뭔가 아니다. 수술 날까지 궁금증을 참아보려 했지만 도저히 이건 가만히 있을 수 있는 상황이 아니었다. 내 배가 분명 커지고 있었다. 나는 내 첫 암 진단을 해주었던 동네 산부인과로 발걸음을 향했다.

나를 진료했었던 담당 의사 선생님은 그날 다른 환자 일정이 있었기 때문에 다른 선생님께 진료를 받게 되었다. 나는 진료를 기다리며, 서울대병원 교수님과 했던 대화를 마음속으로 되새겼다.

아직 나의 종양은 최종 판단이 되지 않은 상태였다. 일단 받은 판정은 '경계성 종양'. 한쪽도 아니고 양쪽 난소에다 경계성 종양이 있다고 했다. 이 종양이 오른쪽 난소에는 5cm, 왼쪽에는 9cm 정도 있는 상태였다. 특히 왼쪽에 있는 종양은 난소를 거의 뒤덮고 있는 수준이었기 때문에 왼쪽 난소를 구할 수 없는 상황이라고 했다. 로봇수술, 복강경

수술 방법도 있지만 나의 경우에는 개복수술을 피할 수 없는 상황이었고, 개복수술을 통해 종양을 떼어낸 후 수술 중 곧바로 조직검사를 시행할 것이라고 했다.

그 결과가 경계성 종양이면 오른쪽 난소를 남겨둘 것이고, 만약 암이라면 그 즉시 오른쪽 난소도 제거할 것이라 했다. 내 난소의 운명이 오른쪽 종양의 조직검사 결과에 달려 있는 것이었다. 과연 내 난소의 운명은 어떻게 될까? 난 아직 너무 젊은데.

교수님과의 대화를 되새기고 있던 중, 진료를 받을 차례가 되어 나는 새로운 여의사 선생님과 마주하게 되었다. 나는 의사 선생님께 나의 상황을 구구절절 설명한 후, 배가 계속 커지고 있는데 상황이 어떤지 확인을 하고 싶다고 말씀드렸다. 선생님은 차분히 내 이야기를 들은 후, "일단 난소 초음파를 봅시다."라며 나를 초음파 의자로 안내했다.

나는 초음파 의자에 앉아 선생님의 표정을 가만히 바라보았다. 의사 선생님은 초음파 화면을 뚫어져라 보며 "하…." 한숨을 내쉬었다. 아, 역시 상황이 좋지 않구나.

"원래 종양이 몇 cm라고 하셨죠?"

"왼쪽은 9cm라고 했고, 오른쪽은 5cm라고 했어요."

"초음파상으로만 봐도 17cm가 넘어요."

17cm가 넘는다고? 아니 이게 무슨…, 검사받은 지 2주도 안 되었는데 거의 10cm가 자랐다는 뜻이 아닌가. 이게 가능한 일인가?

"경계성 종양은 맞는 건가요?"

"경계성 종양이면 다행으로 봐요. 배에 복수가 찬 것도 보이고…, 마음의 준비를 하시는 게 좋을 것 같아요."

아, 내가 한가롭게 아이의 생일을 준비할 때가 아니었나 보다. 내년 생일은 챙길 수 있을까?

양성 종양, 악성 종양, 경계성 종양 알아보기

혹이 있다고 암일까?

병원에서 '혹이 있다'는 말을 들으면 많은 사람들은 먼저 '혹시 암이 아닐까?'라는 걱정을 하게 된다. 하지만 '혹'이라는 말은 의학적인 진단명이 아니라 일상적인 표현이다. 그리고 혹이라고 해서 모두가 암인 것도 아니며, 그 안에는 다양한 종류가 존재한다.

이 부록에서는 '혹', '양성 종양', '악성 종양(암)', 그리고 그 중간에 있는 '경계성 종양'의 의미와 차이에 대해 알아본다. 용어는 헷갈릴 수 있지만, 그 차이를 정확히 이해하면 내 몸의 변화를 더 침착하고 현명하게 받아들일 수 있다.

1. 혹이란 무엇인가?

'혹'이라는 말은 엄밀히 말하면 의학 용어는 아니다. 그러나 병원 진료 현장에서는 "자궁에 혹이 있다", "난소에 물혹이 있다", "간에 혹이 생겼다"는 식으로 자주 사용한다.

사전적인 의미와 실제 의료 현장에서의 사용을 종합해 보면, 혹은 체내에 생긴 비정상적인 덩어리를 지칭하는 일상적인 표현이며, 의학적으로는 주로 종양성 병변이나 낭성 병변을 가리킨다.

2. 종양이란?

종양(tumor, 또는 neoplasm)은 세포가 비정상적으로 과잉 증식하면서 만들어진 새로운 조직이다. 이러한 성장은 신체에 도움이 되지 않으며, 오히려 정상 조직을 압박하거나 파괴할 수 있다.

종양은 성질에 따라 다음과 같이 분류된다.
+ 양성 종양(Benign Tumor)
+ 악성 종양(Malignant Tumor, 암)
+ 경계성 종양(Borderline Tumor)

이들 각각은 성장 속도, 조직 침범, 전이 여부, 예후 등에서 뚜렷한 차이를 보인다.

3. 양성 종양: 천천히 자라고, 전이하지 않는 혹

양성 종양은 일반적으로 성장 속도가 느리고, 주변 조직을 침범하거나 다른 부위로 전이하지 않는다. 경계가 뚜렷하고 수술로 제거가 가능하며, 대부분 생명에 위협을 주지 않는다.

예를 들어, 지방조직에서 생긴 지방종, 섬유조직에서 유래한 섬유종, 근육에서 자란 근육종 등이 대표적인 양성 종양이다.

그러나 양성 종양이라도 위치나 크기에 따라 증상이 발생할 수 있고, 기능에 영향을 주는 경우에는 치료가 필요하다. 특히 뇌처럼 공간이 제한된 부위에 생긴 경우에는 작은 종양도 큰 문제를 일으킬 수 있다.

4. 악성 종양: 암이라 불리는 질환

악성 종양은 우리가 흔히 말하는 '암'이다. 이 종양은 성장 속도가 빠르며, 주변 조직을 침범하고 혈관이나 림프관을 따라 전이할 수 있다. 이 전이 능력이 암의 가장 위험한 특성이다.

악성 종양은 수술 외에도 항암 치료, 방사선 치료, 면역 치료 등 다양한 치료법이 병행되어야 한다. 예후는 발견 시기와 병기에 따라 크게 달라진다.

5. 경계성 종양: 양성과 악성의 중간 단계

경계성 종양은 양성과 악성, 두 가지 특성을 모두 가진 예외적인 종양이며, 처음부터 독립된 질환으로 분류된다.

대표적인 예는 난소 경계성 종양이다. 경계성 종양은 암세포를 처음부터 포함하고 있지만, 그 세포가 나중에 악성 종양으로 변할지, 아니면 우리 몸에 해를 끼치지 않고 그대로 남아있을지 예측할 수 없다. 따라서 발견 시 수술로 완전히 제거하는 것이 원칙이다.

예후는 일반적으로 좋은 편이며, 난소 경계성 종양의 경우 1기에서 수술을 하면 10년 생존율이 90~95%에 이른다. 다만, 경계성 종양도 병기가 있어서 병기가 올라갈수록 재발률과 사망률도 함께 증가한다.

구분	성장 속도	전이 여부	조직 침범	생명 위협	치료 원칙
혹	다양함	없음	없음	거의 없음	정밀 진단 필요
양성 종양	느림	없음	없음	드묾	필요시 수술
악성 종양	빠름	있음	있음	드묾	적극적 치료 필요
경계성 종양	중간	낮음	조건부 있음	조건부 있음	수술 + 추적 관찰

혹이 생겼다고 해서 반드시 암은 아니다. 중요한 것은 그 정체를 정확히 알고, 전문가의 설명에 귀 기울이며 적절히 대응하는 것이다. 건강은 스스로 선택하고 지켜나가는 과정이다. 정기적인 검진과 올바른 정보는 불안을 줄일 수 있고, 필요한 순간에 용기 있는 결정을 할 수 있는 기반이 된다.

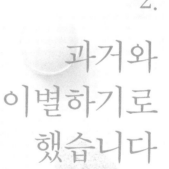

2.

과거와
이별하기로
했습니다

잘 가,
17cm 암 덩어리야!

의사 선생님은 내가 긴급한 상황이기에 당장 응급실로 가라고 하고 싶지만, 수술이 3일 정도밖에 남지 않은 상황이니 최대한 움직이지 말고 수술 날짜를 기다리는 게 좋겠다고 했다. 어차피 응급실로 가봤자 바로 수술을 할 수 있는 상황이 아니었기에 선택지가 그것뿐이었다.

나는 마음을 비우고 부풀어 오른 배와 함께 아이와 마지막 시간을 즐겼다. 아들의 생일파티는 배의 통증을 잊을 수 있을 만큼 행복했다. 함께 초콜릿 케이크를 만들고, 촛불도 불고…, 여느 가정과 다름없이 행복한 하루를 보냈다.

앞으로 일어날 일들을 상상해 봤자 나의 정신건강에 도움이 되지 않을 것이란 걸 잘 알고 있었다. 나는 그저 하루하루 남은 시간을 충실히 보내는 것밖에 방법이 없었다. 나는 아들의 생일 케이크와 더불어 크리스마스 케이크까지 준비한 후 아주 알차게 남은 시간을 즐겼다.

그리고 12월 26일, 나는 새해를 병원에서 맞을 준비를 하며 서울대병원으로 향했다.

서울대병원의 크리스마스는 너무나 아름다웠다. 트리에서 반짝이는 불빛들이 끊임없이 빛났고, 병원 주변의 장식들은 날씨와 상관없이 따뜻한 느낌을 주었다. 나는 크리스마스의 축복을 받으며 수술을 받는 행운아! 어떻게든 긍정회로를 돌리며 나는 입원실로 향했다.

입원복으로 갈아입고 병실에서 대기하던 나는 간호사 선생님으로부터 귀여운 아기 장난감 같은 도구를 건네받았다. 그것은 바로 '공 불기 기구'였다. 수술 후에 이 도구로 호흡을 열심히 해야 몸에서 열이 나지 않으며, 그렇지 않으면 폐에 염증이 생길 수 있다는 설명을 들었다. 그 작은 도구를 손에 쥐며 나는 비로소 내일 내가 겪게 될 수술의 현실을 실감하기 시작했다. 내일, 나는 내 장기의 대부분을 잃을 것이다. 말로만 듣던 암 수술을 내가 받게 된다는 사실이 믿기지 않았다. 차라리 이런 상황이 내 꿈이기를 바랐다. 그러나 그 작은 도구는 내가 아무리 마음을 다잡으려 해도 현실을 직시하게 했다.

그날 밤, 나는 고요한 병실에서 잠을 이루지 못했다. 다가오는 수술이 머릿속을 떠나지 않았다. 내일 내 몸이 어떻게 변할지, 내 장기들이 사라지는 게 어떤 느낌일지, 차라리 이런 모든 것들이 꿈이라면 좋겠다는 생각만 했다. 하지만 그럴 수 없다는 걸 알고 있었다. 이제 내가 할 수 있는 건, 내일을 맞이하는 것뿐이었다.

28일 밤, 나는 늦은 저녁 맨 마지막 순서로 배정되어 수술장으로 향했다. 담당 교수님은 오늘 오전에 본인은 아무 수술이 없었다며, 내가 첫 수술이기에 전혀 피곤하지 않고 잘할 수 있다며 용기를 전해주었다. 그날의 기억은 그것밖에 기억나지 않는다. 수술장에 누워서 이름을 확인했던 장면은 기억나지만, 마취약이 잘 들어서인지 아무 기억이 나지 않는다.

그리고 29일 새벽, 나는 갑자기 엄청난 통증을 느끼며 잠에서 깨어났다. 그 통증은 상상할 수 없을 정도로 강렬했다. 숨을 쉬는 것도 힘들고 몸이 둔해졌다. 몸을 일으켜보려 했지만 그 고통은 점점 더 심해질 뿐이었다.

'아, 드디어 수술이 끝났구나….'

나는 속으로 중얼거리며 눈을 감았다. 그리고 내 난소는 어디로 갔을까?

2-2

만 31살,
전이암 환자가 되었다

암 수술이 끝나고 나니 나는 일어날 수조차 없는, 아니, 허리를 펼 수조차 없는 사람이 되어 있었다. 나는 숨쉬기도 힘든 몸으로 끊임없이 공 불기 운동을 해야만 했으며, 심지어는 걷기 운동까지 해야만 했다. 아, 수술이란 게 이렇게 힘든 것이었구나! 그동안 건강했던 몸으로 지내왔던 게 얼마나 행복한 일인지 그제서야 깨닫게 되었다.

걷기 연습을 하면서, '차라리 그냥 암이 커지게 내버려두고 죽을걸…'이라는 생각을 수도 없이 했다. 수액봉을 간신히 잡고 입원실 복도를 구부정하게 걸어 다니는데, 90세가 넘은 할머니도 나보다는 잘 걸을 것 같았다. 며칠째 못 감아서 기름진 머리로 한 발 한 발 걸어 다니는데, 참 불쌍하기 짝이 없는 모습이었다. 지금에 와 생각해 보면 보호자로 와주었던 남편과 친정 오빠에게도 참 못 할 짓을 많이 했다. 화장실도 문 앞까지 같이 가야 하고, 심지어는 소변줄 꽂은 상태에서 소변통도 비워주고…, 이래서 간병인이 환자보다 더 힘들다는 말이 있는 것 같다.

어찌어찌 현실에 적응하며 몸을 회복하던 중에, 담당 교수님과 만나서 대화하는 시간을 가질 수 있었다. 수술 당시 조직검사 결과는 다행스럽게도 경계성 종양. 난소에 붙어있는 종양이 암이 아니었기에 오른쪽 난소를 살려두었다고 한다. 왼쪽 난소는 이미 종양으로 둘러싸여 기능을 잃었기에 제거했다고 했다.

5시간에 걸친 대수술이었으며, 예상했던 대로 종양이 터져 있었기에 온 장기를 빨래하듯이 씻었다고 한다. 이 엄청난 종양 크기를 보라며 교수님께서는 나에게 사진을 같이 보여주셨는데, 날 위로해 주면서도 약간은 들떠 보였다. 십수 년 동안 많은 환자를 보았던 교수님께도 내 종양은 신비의 대상이었던 것 같다. 그나마 난소에 있던 건 암이 아니고 경계성 종양이었구나. 난 자궁암 환자였군! 나름대로 긍정적인 마음을 가지며, 나는 무언가를 움켜쥐어야만 걸을 수 있는 상황에서 퇴원하게 되었다. 나는 구부정하게 뒤뚱뒤뚱 걸으며 암 전문 한방병원으로 향했다.

나는 한방병원에 대해서는 무지한 사람이었다. 특히 암 전문 한방병원이 있다는 사실조차 몰랐다. 사실 한방병원에 대한 인식은 일부 사람들에게 부정적으로 인식되어 있다. 교통사고가 났을 때 엄살 부리며 입원하는 곳 아니야? 하지만 내가 암에 걸려 한방병원에 직접 입원해 보니, 나 같이 주변 도움을 받을 수 없는 사람들에겐 암 전문 한방병원이 꼭 필요한 곳이다. 이곳에서 식이에 대한 도움을 받을 수도 있고, 치료에 도움이 되는 주사도 맞을 수 있다. 실비보험을 가입한 환자들이라면 나는 꼭 입원하기를 추천하는 바이다.

나는 맨 위층에 있는 한방병원 산책로에서 수액봉을 부여 잡고 혼자 빙글빙글 돌아다녔다. 어떻게든 허리를 편 상태로 걷고자 하는 의지였다. 열 걸음 걷고 쉬고, 열 걸음 걷고 쉬고…. 가끔씩 가슴 한편이 울컥거리긴 했지만 나는 모범생 환자처럼 열심히 걸어 다녔다. 우리 아들이 걸음마를 배울 때 이렇게 힘들었겠구나!

나의 네 살배기 아들은 엄마 없이 아빠와 하루하루 고된 사투를 벌이고 있었다. 태어났을 때부터 한 번도 떨어져 본 적 없는 엄마였는데, 엄마가 이렇게 갑자기 사라지다니 아들의 슬픔은 이루 말할 수가 없었을 것이다. 어린이집 선생님이 보내준 키즈노트에도 엄마에 대한 내용이 적혀 있었는데, "엄마가 배가 아프대~"라는 이야기를 하기도 하고, 블록으로 버스를 만들며 "서울에 있는 엄마 병원 갈 거야~"라는 말을 하기도 했다고 한다. 환자인 나도 아팠지만, 아이도 하루하루 아픈 마음을 달래 가며 성장해 가고 있었다.

나는 최종 조직검사 결과가 나올 때까지만 입원해 있을 요량이었다. 최종 조직검사는 일주일이면 나오는 것이었기에, 나는 그전까지 정상적으로 걸을 수 있도록 최선을 다해 걷기 연습을 하고 있었다. 그런데 이상하게도 2주일이 지나도록 결과가 나오지 않았다. 나는 병원에 재차 전화해서 물어보았지만, 아직 병리과에서 조직검사 결과를 내지 못했다는 답변만 받을 뿐이었다. 덩달아 입원 기간이 길어지면서, 나는 무언가 잘못되었다는 생각을 하게 되었다. 뭐지, 뭔가 잘못된 게 있는 걸까? 이제 와서 다른 결과가 생길 수가 있는 건가?

결국 3주일 정도가 지나서야 조직검사 결과가 나왔다는 전화를 받게 되었고, 담당 교수님과의 진료 일정이 잡히게 되었다. 나는 서울대병원에 진료 예약 시간보다 이르게 도착한 후, 원무과에서 조직검사 결과지를 먼저 출력했다. 조직검사 결과지를 읽는 법도 모르지만, 타고난 성격이 급한지라 어떻게든 결과를 빨리 알고 싶었다.

나는 영어로 뒤덮인 조직검사 결과지를 천천히 읽어보았다.

이건 뭔 소린지 모르겠으니 패스. 이것도 패스….

아, 여기에 아는 단어가 있다. cervical cancer(자궁경부암), adenocarcinoma(선암), r/o ovarian borderline tumor(난소 경계성 종양) 예상됨….

내가 알고 있는 그대로구나. 걱정할 필요 없겠구나.

그러나 가장 최근 날짜로 조직검사 결과지를 넘긴 순간,
나는 심장이 쿵 내려앉았다.

overian metastatic cancer(난소 전이암).

왼쪽, 오른쪽 모두.

아, 그렇구나.

나는 만 31살에 몸속에서 암 덩어리가 터진 전이암 환자
가 되었구나.

항암 치료 전후,
감정 변화와 우울증 관리법

항암 치료는 단지 육체적인 싸움만이 아니다. 때로는 정신적인 회오리가 더 거세게 몰아치기도 한다. 나 역시 항암 치료를 받으며 신체의 통증보다 마음의 고통이 훨씬 더 깊다는 걸 절감했다.

항암제를 맞기 전날 밤, 침대에 누워도 잠을 잘 수가 없었다. 이 머리카락들이 빠지게 될까, 오늘 먹은 음식이 다음 날 토로 이어질까 걱정하며 수없이 이불을 뒤척였다. 어떤 날은 단순한 통증 때문에, 어떤 날은 막연한 공포감과 불안으로 인해 한밤중에 갑자기 눈물을 흘리기도 했다. 주변에서는 "마음 강하게 먹어야지."라는 말을 많이들 하지만, 마음을 강하게 먹는다는 것이 얼마나 막막하고 어려운 일인지 모른다.

치료를 받는 내내, 나는 '오늘은 또 어떤 감정이 나를 덮칠까' 하는 불안 속에 살았다. 특히 치료 초기에는 부정적인 생각에 빠지기 쉬웠고, 나 자신을 책망하는 일이 잦았다. '왜 하필 나에게 이런 일이 생겼을까?', '내가 뭔가 잘못해서 그런 걸까?', 이런 생각이 꼬리에 꼬리를 물며 하루 종일 머릿속을 짓눌렀다. 하지만 시간이 지나며 알게 되었다. 이런 감정들은 내가 나약해서가 아니라, 아픈 몸과 함께 자연스럽게 따라오는 마음의 반응이라는 것을. 몸이 회복되려면 마음도 함께 어루만져야 한다는 것을 비로소 이해하게 되었다.

. . . .

항암 치료와 감정의 롤러코스터

항암 치료를 받으면 호르몬 변화, 신체 리듬의 붕괴, 극심한 피로 등으로 인해 감정 기복이 심해질 수 있다. 의학적으로도 암환자의 약 30~40%가 우울증 또는 불안장애를 경험한다고 알려져 있다. 특히 치료 시작 직전과 첫 사이클 중에는 외로움, 분노, 무력감, 죄책감, 공포 등이 교차한다.

나는 이런 감정의 소용돌이를 글쓰기로 다스리기 시작했다. 일기를 쓰고, SNS에 짧은 글을 올리며 솔직한 내 마음을 표현한 것이 큰 도움이 됐다. 처음에는 글을 올리는 것이 부끄럽기도 했지만, 시간이 흐를수록 '나만 그런 게 아니구나.'라는 공감을 받으며 어두웠던 나의 마음을 치유할 수 있는 계기가 되었다. 나의 감정을 어디엔가 솔직하게 표현하는 것이 곧 마음의 면역력을 기르는 일이었다. 감정을 억누르는 것이 강한 것이 아니라, 아픈 감정의 정체를 알아차리고 현명하게 다루어 내는 것이 진짜 강함이라는 것을 배웠다.

정신과 진료, 절대 부끄러운 일이 아니다

한 가지 말하고 싶은 건, 정신과 치료는 절대 약한 사람만 받는 것이 아니라는 것이다. 만약 항암 치료 중에 수면장애와 우울 증상이 심해진다면 정신건강의학과를 찾아가 상담과 약물치료를 병행하는 것이 좋다. 의사 선생님과의 짧은 상담, 그리고 약간의 약물 조절만으로도 불면과 불안을 상당히 덜 수 있다.

특히 세로토닌 수치를 높이는 약물이나 수면 유도제 등은 단기적으로 매우 유용할 수 있다. 무엇보다 자신을 자책하지 말자. 항암 치료는 '정상적인' 상태가 아닌 특별한 상황이다. 특별한 시기에는 특별한 도움이 필요하다는 것을 기억하자.

내가 실천했던 마음 돌봄 습관들

1. 하루 세 줄 일기: 오늘 내 감정, 감사한 일, 내 몸 상태를 한 줄씩 기록
2. 감정 단어 붙이기: '오늘 나는 무기력함, 초조함, 외로움의 감정이 있다'고 감정에 이름 붙이기
3. 가장 소중한 사람과 5분 전화하기: 감정을 억누르기보다 "지금 너무 불안해."라고 말할 수 있는 사람과 통화하기
4. 햇볕 받으며 산책하기: 짧은 시간이라도 자연 속에서 몸을 움직이면 기분이 조금씩 달라진다.
5. SNS에서 암 커뮤니티 찾기: 서로를 이해해 주는 사람들과의 소통은 큰 위로가 된다.

이 외에도 간단한 명상, 요가, 음악 듣기, 향기 테라피 등도 감정 회복에 많은 도움을 주었다. 중요한 건, 어떤 방법이든 자신에게 맞는 루틴을 찾고, 그것을 꾸준히 실천해 나가는 것이다. 하루 1%의 노력이라도 쌓이다 보면, 감정은 서서히 제자리를 찾아가기 시작한다.

감정의 파도는 분명히 밀려온다. 하지만 이 파도는 우리를 삼키

기 위함이 아니라, 또 다른 해변으로 우리를 데려다주는 길일지도 모른다. 지금 불안하고 우울한 감정이 든다면, 그건 당연한 감정이다. 그 감정에 너무 놀라지 말자. 당신은 잘 버티고 있고, 충분히 잘하고 있다. 그리고 언제나 기억하자. 당신은 혼자가 아니다.

응급실에 혼자 가서
토 치우는 암환자

　교수님을 뵙기도 전에 내가 전이암 환자라는 것을 알아버렸다. 이게 좋은 건지 나쁜 건지 모르겠지만, 교수님의 말에 당황하지 않을 수 있어서 다행이었다. 교수님은 약간의 침묵 끝에 말씀하셨다.

　"수술 당시에는 경계성 종양으로 진단이 되어서 오른쪽 난소를 살려두었어요. 그런데 병리과 최종 검사 결과 전이암이라고 판정되었습니다. 하지만 수술 자체는 완벽했다고 병리과에서도 확인해 주었으니 걱정 안 하셔도 돼요. 오른쪽 난소에 있던 종양은 완벽하게 잘라냈고, 남은 난소의 테

두리(margin)에도 암이 없다고 확인했습니다."

'뱃속에서 암 덩어리가 터진 상태였지만 괜찮은 거겠죠?' 나는 많은 질문을 하고 싶었지만, 그 당시에는 어떤 질문을 해야 하는지 감이 오지 않았다. 교수님께서 먼저 선수를 쳤기 때문이다.

"일단 방사선 치료를 진행할 거라 방사선 교수님 진료 잡아드릴 거고요, 항암 치료도 같이 합시다."

아, 결국 항암을 하게 되었구나. 병원 입원 생활이 길어지겠군.

애초에 항암 치료에 대한 생각을 하지 않았던 나로서는 앞으로가 착잡하기만 했다. 나는 원래 계획대로라면 수술을 잘 마친 후 교수님을 뵙고, 사랑하는 아들이 있는 집으로 돌아갔어야 했다. 하지만 항암이라니. 항암과 방사선을 같이 받으면, 계산상으로 석 달은 더 서울에서 지내야 했다. 결국 의도치 않게 서울살이를 하게 되어버렸다.

내가 받게 된 치료는 방사선 28회에 더불어 시스플라틴(cisplatin) 6회를 투여받는 것이었다. 시스플라틴은 광범

위하게 활용되는 항암 치료제로, 폐암 및 두경부암, 난소암, 방광암 등 다양한 악성 종양에 활용되고 있는 약제이다. 나는 방사선 치료의 효과를 더 높이기 위한 보조요법으로 항암 치료를 받게 되었다.

항암 치료 선고를 받고 나니, 일단 걱정인 건 보호자가 없다는 것이었다. 수술 기간에는 친정 오빠와 남편이 번갈아 와서 보호자 역할을 해주었지만, 항암 치료는 석 달에 걸쳐서 해야 하다 보니 고정적으로 보호자를 해 줄 수 있는 사람이 없었다. 친정 오빠는 직장으로 돌아가야 했고, 남편은 서울과 2시간 거리인 지역에서 아이를 케어해야만 했다. 결국 나는 한방병원에서 지내며 혼자 셔틀버스를 타고 치료를 받기로 결정했다.

처음에는 수술 때문에 몸이 힘든 것보다 마음이 더 괴로웠다. 혼자 있는 시간이 길어질수록, 외로움과 허전함이 더욱 깊게 느껴졌다. 아프고 힘든 상황에서 옆에 누군가가 있어 준다면 조금은 덜 아플 것만 같았지만, 옆에 아무도 없다는 것을 확인할수록 마음속의 공허함은 점점 커져만 갔다.

게다가 몸의 고통이 점점 더 깊어지자 마음도 덩달아 무너져 내리게 되었다.

　가장 기본적으로 나를 괴롭혔던 부작용은 소화기 문제였다. 처음에는 설사가 계속되었는데, 방사선 치료와 항암 치료의 대표적인 부작용 중 하나가 바로 이 소화기 증상이다. 치료를 시작한 2~3주 차에는 하루에 다섯 번 이상 화장실을 부리나케 뛰어갔던 것 같다. 엉덩이가 아프고 피부가 헐겠다는 생각이 들던 순간, 신기하게도 변비가 찾아왔다. 인체의 신비로움이 느껴지는 순간이었다. 갑자기 4~5일간 변이 나오지 않으면서 배는 더부룩하고 답답해졌다. 나는 변기에 허리를 깊숙이 굽히고 앉아 힘을 주었지만 변이 나오지 않아 가끔은 허탕을 치기도 했다.

　그리고 발열 또한 대표적인 증상 중의 하나다. 나는 총 다섯 번의 항암을 진행하게 되었는데, 항암이 끝난 당일에는 꼭 열이 나서 해열 진통제를 두 알씩 먹어야만 했다. 특히 2회차 항암 때는 응급실에서 밤을 새우는 경험을 하기도 했다.

　2회 차 항암을 하고 한방병원에 돌아와 여느 때와 다름없이 끙끙대고 있었는데, 약을 먹어도 열이 가라앉지 않았다. 밤 12시가 되도록 머리가 아프고 열이 올라 너무도 무서워진 나머지, 나는 혼자 서울대병원 응급실로 택시를 타고 가는 일을 저지르게 된다. 지금에 와 생각해 보면 한방병원에서 해열 주사를 맞고 가만히 있었으면 어땠을까 하는 생각이 들지만, 그 당시에는 모든 상황이 두려웠고 내 몸이 더 악화되었을까 봐 공포에 사로잡혀 있었다.

어지러운 머리를 이끌고 응급실에 도착했지만, 나보다 앞서 기다리고 있는 환자들이 참으로 많았다. 나는 그제야 응급실에 온 것을 후회했지만 다시 택시를 타고 돌아갈 힘이 없어서 의자에 앉아 기다리는 것을 택했다. 내가 열이 39도에 육박했기에 다행히도 해열 주사를 맞으며 기다릴 수 있었고, 나는 흐릿한 정신으로 빨리 내 순서가 오기만을 기다렸다.

하지만 1시간, 2시간이 지나도 내 차례는 오지 않았다. 환자는 많은데 의료진은 한정되어 있으니 당연한 것이었다. 그렇게 기다리고 기다리다 보니 뭔가 속에서 울렁대는 느낌이 느껴졌다. 나는 직감적으로 내가 토를 할 것 같다는 것을 느꼈다. 그런데 내가 그나마 해열 주사 덕분에 기운을 차렸던 것인지는 모르겠지만, 차마 사람들이 많은 곳에서 토하고 싶지는 않아서 수액봉을 움켜잡고 종종걸음으로 화장실 세면대로 달려가 우아하게 토를 하기 시작했다.

우웩, 우웨엑…. 휴, 바닥에 토를 안 해서 다행이다. 나는 세면대를 혼자 슥슥 치우며 울컥대는 마음을 진정시켰다. 토를 하고 나니 몸이 한결 안정되었고, 나는 조금씩 잠이 오기 시작했다. 하지만 내 순서는 새벽 3시가 되도록 여전히 오지 않았고, 응급실에는 누워있을 곳이 전혀 없었다.

서울대병원 응급실에 가본 사람들은 알겠지만, 응급실 의자에는 손잡이가 다 달려있기 때문에 누워있을 수가 없다. 나는 간호사에게 불쌍한 표정을 지으며 누워있을 곳이 없느냐 물었고, 원래 보호자 구역으로 가면 안 되지만 보호자 구역의 의자는 손잡이가 없어 누울 수 있기에 그곳에서 조금 누워있다가 오라고 했다. 나는 수액봉을 달고 환자복을 입은 채로 당당하게 보호자 구역으로 걸어가 벌러덩 누웠다. 그리고 주변 사람들의 시선을 무시한 채 스르르 잠에 들었다. 결과적으로는 간 수치가 조금 높아져 있는 상태여서 새벽 5시에 ct를 찍어야만 했다. 다행히 최종 이상은 없는 것으로 결과가 나왔지만, 정말 평생 잊을 수 없는 고통의 시간이었다.

유감스럽게도 그 당시에는 엎친 데 덮친 격으로 전공의들이 파업을 시작한 시기였다. 갑작스럽게 전공의들이 자리를 비우니 교수님들까지 채혈실에 나올 정도로 의료진이 급격히 부족해졌다. 그 영향으로 암환자들조차 수술을 받지 못하는 상황이 벌어졌고, 그 여파는 나에게도 그대로 미쳤다.

일주일에 한 번씩 있던 항암 치료 일정이 점점 밀려갔고, 원래 6회로 예정되어 있던 항암은 방사선 치료 일정과 맞추기 위해 결국 5회로 마무리되었다. 그나마 다행인 것은, 기존 환자들이 항암을 그대로 받을 수 있도록 의료진들이 최선을 다해 힘써주었다는 것이다. 그 자리를 지키며 환자들을 돌봐준 의료진들에게 깊은 감사의 마음을 전한다.

나는 하루하루 점점 메말라가고 있었다. 암 덩어리로 부풀었던 배 덕분에 55kg 정도였던 내 몸무게는, 항암 마지막

날에 48kg까지 떨어졌다. 매일 힘겹게 버티며 퇴원하는 날만을 기다려 왔지만, 교수님께서 중간 진단 때 하신 말씀은 내가 예상했던 것보다 훨씬 더 냉정하고, 한층 더 깊은 현실을 마주하게 만들었다.

"재발 방지를 위해 항암을 더 합시다. 약제를 더 추가해서요."

병을 통해 배우는 감정 회복력

병을 마주한다는 건 단순히 몸의 싸움만은 아니었다. 오히려 매일같이 변하는 감정과의 싸움이 더 치열했다. 두려움, 불안, 외로움, 분노. 이 네 가지 감정이 시도 때도 없이 번갈아 가며 마음을 흔들었다. 처음엔 그 감정들에 휩쓸려 버티는 것조차 힘들었지만, 어느 순간부터 나는 감정을 흘려보내는 법을 배우기 시작했다.

처음엔 억누르려 했다. 환한 얼굴로 가족 앞에 서고, 약사로서 흔들리지 않으려 애썼다. 그러나 그럴수록 내면은 고요하게 무너지고 있었다. 감정을 억누르지 않고 인정하는 것, 그것이 회복의 시작이었다. 감정을 글로 옮기기 시작한 것도 이때였다. 힘들다는 말조차 쉽게 꺼내기 어려웠던 내게, 종이와 펜은 안전한 대화 상대가 되어주었다. 그렇게 조금씩 내 마음을 들여다보며, 나는 감정을 받아들이는 연습을 시작했다.

감정이라는 건 정말 묘하다. 눈에 보이지도, 손에 잡히지도 않지만, 분명히 존재하고, 우리를 지배한다. 처음엔 감정이란 걸 되도록이면 감추고 싶었다. '괜찮은 척'을 하면 진짜 괜찮아질 거라고 믿었지만, 그건 착각이었다. 감정을 외면한 채 억누르면, 결국 더 크게 돌아온다. 마치 눌러놓은 샘물이 언젠가 터져버리듯이.

기억에 남는 한 줄이 있다. "오늘은 그냥 버텼다는 사실만으로 충분하다." 이 짧은 문장은 나를 울게 만들었다. 위로란 그저 거창한 말이 아니라, 지금 내 상태를 있는 그대로 받아들이는 것이라는 걸 깨달았다. 감정을 억지로 바꾸려고 하기보다, '아, 지금 나는 불안하구나.' 하고 있는 그대로 인정해 주는 것. 그게 진짜 회복의 시작이었다.

그때부터 나는 나와의 대화를 시작했다. 거울을 보며 "오늘 많이 힘들었지?"라고 말을 건넸다. 일기장에 "오늘은 정말 서러웠다."라고 적었다. 감정에 이름을 붙이고, 그 감정을 살짝 안아주는 연습을 했다. 그렇게 나는 '감정 회복력'이라는 것을 조금씩 길러갔다.

감정 회복력이란, 무조건 긍정적으로 생각하거나 웃는 얼굴을 억지로 만드는 게 아니다. 나쁜 감정도 나의 일부임을 받아들이고, 그 감정에 휩쓸리지 않도록 나를 지켜주는 힘이다. 어떤 날은 마음이 바닥을 칠 때도 있지만, 그 바닥에서 한 발짝씩 다시 올라올 수 있는 힘. 그게 바로 감정 회복력이다.

이 회복력은 연습을 통해 만들어졌다. 나는 하루에 한 번, 내 마음을 들여다보는 시간을 정했다. 아주 작은 루틴이었다. 아침에 눈 뜨면 '오늘은 어떤 감정으로 시작하는가?'를 스스로에게 묻고, 밤에는 '오늘 나는 어떤 감정을 경험했는가?'를 일기로 남겼다. 처음엔 어색했지만, 점점 그 시간들이 나를 지탱해 주는 기둥이 되었다.

사소한 것들이 회복의 도구가 되기도 했다. 따뜻한 차 한 잔, 좋아하는 음악, 햇볕 좋은 날의 짧은 산책, 누군가의 따뜻한 댓글 한 줄. 그 모든 것들이 나의 감정을 부드럽게 풀어주었다. 마음은 생각보다 쉽게 지치지만, 회복 역시 작은 온기에서부터 시작된다는 걸 알게 되었다.

그리고 어느 날, 거울 앞에서 웃고 있는 나를 보았다. '괜찮아질 수 있겠구나.' 그때 나는 확신했다. 암은 내게서 많은 걸 앗아갔지만, 동시에 그 누구도 주지 못할 내면의 힘을 안겨주었다. 감정을 회피하지 않고 마주하며 얻은 단단함. 그것이 내가 병을 통해 배운 회복력의 본질이었다.

이제 나는 두려움이 올 때면, 마음속으로 이렇게 말한다. "그래, 너도 나의 일부야. 조금만 머물다 가렴." 그러면 감정은 어느새 조금 누그러진다. 마치 잠깐 들렀다 가는 손님처럼. 감정에 휘둘리지 않으면서도, 내 감정을 억누르지 않는 법. 그것을 배우기까지 꽤 많은 시간이 걸렸지만, 그 시간은 절대 헛되지 않았다.

마지막으로, 감정 회복력은 혼자만의 힘으로 만들어지는 것이 아니라고 말하고 싶다. 누군가와의 대화, 공감, 때로는 도움이 함께해야 비로소 자란다. 지금 이 글을 읽고 있는 당신도 누군가의 따뜻한 말 한마디로 마음이 회복될 수 있으며, 또한 당신의 말 한마디로 다른 누군가가 행복해질 수 있다. 그러니 너무 스스로를 몰아붙이지 말자. 감정은 당신이 잘살아내고 있다는 증거다. 오늘도 그 감정 속에서, 당신은 충분히 잘하고 있다.

항암 치료 거부한 암환자, 바로 저예요

이게 무슨 청천벽력 같은 말인가. 나는 지금까지 석 달이 넘는 기간을 항암 종료를 위해 혼자 버텨왔고, 이제 길고 긴 괴로움의 터널을 지나 빛을 볼 일만 남아있다고 생각했었다. 하지만 교수님이 보시기에는 그게 아닌 것으로 판단했던 것 같다.

교수님은 내 케이스가 정말 특이하다고 하셨다. 원발암 자체는 크게 진행되지 않았지만, 난소로의 전이가 심한 상황이었다. 교수님은 나중에 이 케이스가 논문으로 발표될 수도 있다고 농담 섞인 말을 하셨지만, 그 농담조차도 조금

쓸쓸했다. 종양 절제를 잘하긴 했지만 난소를 몸에 남긴 상태이기 때문에 재발 위험성이 있다고 판단하셨고, 약제를 하나 추가해서 조금 독할 수 있겠지만 3~4회 정도 더 진행해 보자는 의견이셨다.

이런 치료를 3개월이나 더 받아야 한다니. 나는 끊임없이 고민하고 또 고민했다. 나에게 옳은 선택이란 무엇일까. 나중에 후회 없는 선택이 되려면 어떤 결정을 내려야 할까.

나는 교수님께 여쭤보았다.

"이 항암 치료를 추가로 받으면 재발 위험성이 낮아지나요?"

"재발의 위험성이 낮아지는 건 없습니다. 환자분이 재발되면 재발 확률은 100%인 것이고, 재발하지 않으면 0%인 것입니다."

선택은 오롯이 나의 몫이며 그 결과를 보장할 수 없다는 것이었다.

결국, 나는 추가 항암 치료를 포기했다.

내가 정말 항암 치료에 확신이 있었다면 추가 치료를 강행했을 것이다. 하지만 재발 위험성이 확실히 낮아지는 것이 아니라는 점, 그리고 치료 후 이미 10kg 가까이 체중이 빠진 상태에서 항암 치료를 추가로 받는 것은 내 건강에 큰 부담이 될 것 같았다. 또한, 혼자 항암 치료를 견디는 상황이 정신적으로도 너무 힘들었기에 추가 치료를 받을 자신이 없었다.

교수님은 항암 치료를 많이 권하셨지만 결국 pet-ct를 한 번 더 찍어보고 결정하자고 하셨고, 그 결과는 다행히도 이상이 없었다. 그때부터 치료를 중단하고, 이후에는 주기적인 추적검사를 통해 건강을 관리하는 쪽으로 방향을 잡게 되었다.

그때 상황이 조금 달랐다면, 나는 다른 결정을 내렸을 수도 있을 것이다. 만약 서울대병원과 가까운 곳에 살고 있었다면, 또는 더 많은 지원을 받을 수 있는 상황이었다면 추가 치료를 받는 방향으로 마음이 기울었을 수도 있다. 그러나 지금의 상황에서 그때의 결정을 후회하지 않는다. 오히려 그 선택이 나에게 많은 변화를 가져다주었다. 항암 치료를 받지 않기로 결정한 덕분에, 암에 대해 보다 열심히 공부할 수 있었다. 어떤 식이요법을 따라야 하는지, 어떤 생활습관을 유지해야 하는지에 대해 많은 시간을 들여 찾아보았으며, 이를 통해 나만의 건강관리 방법을 점차 확립해 나갈 수 있었다.

  1년여의 시간이 흐른 지금, 나는 아직 서울대병원에서 3개월마다 추적검사를 받고 있다. 그리고 추적검사 때마다 받고 있는 피드백은 항상 동일하다.

  "정말 깨끗하세요. 아무 이상 없습니다."

  이것은 나에게 너무나 당연한 결과이다. 그동안 여러 가지 어려운 상황을 극복해 오면서, 나는 내 몸을 더욱 소중하게 여기게 되었다. 앞으로도 나에게 돌아오는 피드백은 동일할 것이라 확신하며, 이전보다 더 나은 상태의 건강을 가지게 될 것이라 자신하고 있다.

  나는 나의 경험을 바탕으로, 나처럼 암과 싸우고 있는 사람들에게 도움이 될 수 있는 정보는 SNS를 통해 공유하고 있다. 그중 식이요법, 생활습관 개선 등 관련 내용들을 이 책을 통해 나누고자 하는데, 이 책이 독자 여러분에게 조금이라도 도움이 되기를 진심으로 바란다.

항암 치료 이후의 부작용 다스리기

1. 설사 부작용 극복하기

항암 치료 중 설사는 왜 생기는가

항암제를 투여받는 환자 중 많은 이들이 설사를 경험한다. 이는 항암제가 장 점막을 손상시키거나 장 내 신경계 균형을 무너뜨려 수분 흡수 기능이 떨어지기 때문이다. 특히 이리노테칸(대장암, 위암, 폐암 등 치료에 사용)은 설사를 유발하는 대표적인 약물이다. 젤로다나 5-FU(플루오로피리미딘계)도 장을 예민하게 만들어 설사를 유도한다.

설사 증상이 나타났을 때 대처 방법

항암 치료를 시작하기 전에 병원에서는 미리 지사제를 처방해 주는 경우가 많다. 설사가 시작되면 이 지사제를 즉시 복용하여 증상을 조절할 수 있다. 그러나 하루 3회 이상 묽은 변이 지속되거나, 탈수 증상(입이 마름, 어지러움, 소변량 감소 등)이 동반된다면 병원에 연락해야 한다.

설사 중 식사와 수분 섭취 관리

설사가 지속되면 장 점막이 약해지므로 자극이 적은 음식을 선택하고, 소량씩 자주 섭취하는 것이 좋다. 대표적으로 맑은 유동식, 죽, 보리차, 삶은 감자나 바나나 같은 음식이 도움이 된다. 장을 자극하거나 가스를 생성하는 음식(생야채, 양배추 등) 대신 섬유질이 적고 소화가 잘되는 음식(연두부, 계란찜, 식빵 등)을 섭취하자. 충분한 수분 보충은 필수이며, 이는 탈수뿐 아니라 전해질 불균형 예방에도 중요하다.

항문 상처와 감염 예방

자주 설사를 하면 항문 주변 피부가 손상되기 쉽다. 이 부위는 감염 위험이 높기 때문에 배변 후에는 따뜻한 물로 부드럽게 씻고, 깨끗이 건조시키는 것이 좋다. 필요하다면 피부 보호용 크림이나 연고를 사용할 수도 있다.

2. 변비 부작용 극복하기

암환자에게 변비가 자주 생기는 이유

암환자의 약 40%가 치료 중 변비를 경험한다고 알려져 있다. 항암제가 자율신경계에 영향을 주어 장운동을 둔화시키고, 병원 생활 중 활동량이 줄어드는 것도 주요 원인이다. 또한 진통제(특히 마약성 진통제)나 항우울제, 제산제, 철분제 등 일부 약물도 변비를 유발할 수 있다.

수분 부족과 식이섬유 결핍

물을 충분히 마시지 않으면 대변이 딱딱해지고, 장 통과 시간이 길어져 변비가 심해진다. 또한 식사량이 줄고 섬유질 섭취가 부족하면 장운동이 약해지기 쉬우므로, 신선한 채소와 과일을 균형 있게 섭취하는 것이 필요하다.

장 기능을 돕는 생활습관

변비 예방에는 생활습관이 중요하다.

- ✦ 아침에 따뜻한 물을 한 컵 마시는 습관은 장을 자극해 배변을 유도할 수 있다.
- ✦ 걷기, 스트레칭 등 가벼운 운동은 장운동을 활발하게 만든다.

✦ 배에 손을 대고 부드럽게 마사지해 주는 것도 효과가 있다.

✦ 활동량과 식사량이 줄지 않도록 노력해야 한다.

식이섬유 섭취 시 주의사항

섬유질은 변비 예방에 효과적이지만, 복부 팽만감이나 통증이 있는 경우에는 오히려 상태가 악화될 수 있다. 이럴 땐 섬유질 섭취량을 일시적으로 줄이고, 상태가 안정되면 다시 천천히 늘려가는 방식이 좋다.

변비약 사용 시 주의사항

변비가 지속되어 힘들다면 변비약이나 관장을 고려할 수 있다. 그러나 의사와 상담 없이 임의로 복용하면 장 기능이 더 떨어질 수 있기 때문에, 반드시 의료진과 상의 후 적절한 완하제를 복용하는 것이 바람직하다.

3. 오심 구토 부작용 극복하기

항암 치료 후 메스꺼움과 구토는 왜 생기는가

항암제는 암세포뿐 아니라 몸속 여러 조직에 영향을 준다. 특히 뇌의 구토 중추(연수)를 자극하거나, 소화기 점막을 손상시켜 위장관 기능을 떨어뜨릴 수 있다. 이로 인해 치료 직후 혹은 며칠 이내에 메스꺼움(오심)이나 구토 증상이 나타나는 경우가 많다.

항암제 종류에 따라 오심·구토 발생 빈도와 강도는 다르다. 씨스플라틴, 사이클로포스파미드, 독소루비신 등은 구토 유발 가능성이 매우 높은 약물로 알려져 있으며, 방사선 치료 또한 같은 증상을 유발할 수 있다.

오심·구토 증상이 나타났을 때 대처 방법

가장 먼저 해야 할 일은 증상이 시작되기 전부터 예방적 조치를 취하는 것이다. 대부분의 병원에서는 항암제 투여 전, 미리 항구토 제(예: 온단세트론, 아프리피탄트)를 투여해 구토를 막는다. 그러나 증상이 나타나면 추가 약물 복용이나 생활 조정이 필요하다.

구토가 심한 경우엔 입으로 음식을 먹는 것이 어려울 수 있다. 이럴 땐 억지로 식사하지 말고, 맑은 물, 미지근한 보리차, 생강차 등 위를 자극하지 않는 유동식으로 천천히 수분을 섭취하는 것이 중요하다. 속이 울렁이는 상황에서 물을 한꺼번에 마시는 것은 오히려 구토를 유발할 수 있으니, 작은 모금씩 나눠 마시는 것이 좋다.

위를 안정시키는 생활 팁

✧ 음식 냄새나 기름기 많은 음식은 위를 더 자극할 수 있다. 조리 냄새가 적고, 차가운 음식이나 실온의 부드러운 음식을 선택하는 것이 낫다.

✧ 아침 공복에 속이 더 불편하다면, 눈 뜨자마자 비스킷이나 마른 토스트 한 조각을 천천히 먹는 습관이 도움이 된다.

✧ 식사는 한 번에 많이 먹지 말고, 하루 5~6회 나눠서 소량씩 먹는 것이 이상적이다.

✧ 음식 섭취 후 바로 눕지 않고 30분 이상 상체를 세운 채로 앉아 있으면 위의 부담을 덜어줄 수 있다.

✧ 심호흡이나 복식호흡, 가벼운 걷기는 위장 긴장을 완화시키는 데 도움을 준다.

오심을 완화하는 데 도움이 되는 음식

✧ 생강은 위장을 진정시키고 메스꺼움을 완화하는 데 도움을 주는 대표적인 천연 재료다. 생강차나 생강 사탕 형태로 섭취해 보자.

✧ 감자, 고구마, 바나나, 죽, 토스트 등 부드럽고 자극이 적은 음식은 구토 증상이 있을 때 섭취하기 좋다.

✧ 수박, 사과, 배처럼 수분이 풍부하고 당분이 적절히 들어간

과일도 좋은 선택이다.

증상이 심하거나 지속될 경우

오심 · 구토가 계속되면 탈수와 전해질 불균형으로 이어질 수 있으므로, 반드시 병원에 알려야 한다. 소변량이 눈에 띄게 줄거나, 입이 마르고 어지러움이 동반된다면 의료진의 도움이 필요하다. 반복적인 구토가 있으면 정맥을 통한 수액치료가 필요할 수도 있다.

4. 구내염 부작용 극복하기

항암제와 구내염의 관계

항암제는 구강 점막 세포까지 손상시켜 구내염을 유발한다. 치료를 받은 후 일주일 이내에 입안이 붉어지거나 부어오르며 통증이 생기면 구내염이 시작된 것일 수 있다. 구내염이 심해지면 음식 섭취 자체가 어려워지고, 결국 영양 부족이나 탈수로 이어질 수 있어 조기 관리가 중요하다.

입안 청결 관리 방법

✦ 식사 후와 잠들기 전에는 반드시 양치질을 해준다.

- 칫솔은 부드러운 모로 고르고, 따뜻한 물에 적셔 사용하면 자극을 줄일 수 있다.
- 가글은 클로르헥시딘 성분의 제품이 좋으며, 생리식염수나 소금물도 사용할 수 있다.
- 가글 후 30분간 음식이나 물을 삼가하며, 하루 5~6회 반복하는 것이 이상적이다.

통증 완화를 위한 실질적 방법
- 식사 전 얼음을 입에 물고 있는 방법도 도움이 될 수 있다.
- 진통제를 식전 복용하면 식사를 조금 더 수월하게 할 수 있다.

식사 시 주의할 음식과 추천 식단

구내염이 있을 땐 뜨겁고 맵고 신 음식은 피해야 한다. 실온 혹은 미지근한 음식이 자극이 덜하다.

추천 음식은 다음과 같다.
- 죽, 두부, 계란찜, 삶은 감자 등 부드럽고 수분 많은 음식
- 콩, 계란, 유제품, 고기 등 단백질이 풍부한 식품
- 신선한 과일과 채소를 통해 비타민 섭취를 챙겨주는 것이 도움이 된다.

특히 계란 노른자는 자극이 적고 다양한 영양소를 함유하고 있어 매우 유익하다.

구내염 예방을 위한 보조 관리

비타민 C는 면역 기능을 강화하고 염증을 줄여주는 효과가 있으므로, 평소에 꾸준히 복용하면 구내염 예방에 도움이 된다.

5. 림프 부작용 극복하기

림프부종이란 무엇인가

림프부종은 림프관이 손상되어 림프액이 제대로 흐르지 못하고 피부 아래에 고이는 상태다. 유방암 수술 후 겨드랑이 림프절을 제거하거나 방사선 치료를 받은 환자에게서 자주 발생한다. 주로 팔, 다리 부위가 붓고, 무거운 느낌이 동반되며, 심하면 피부가 붉어지거나 단단해지는 증상도 나타난다.

림프부종 자가진단 방법

가장 간단한 방법은 팔 둘레를 줄자로 측정하는 것이다. 팔꿈치 기준으로 위·아래 10cm, 20cm 지점의 둘레를 매일 같은 시간에 재고 기록하면 부종의 진행 여부를 알 수 있다.

림프부종을 예방하는 생활습관

✦ 무거운 물건을 들거나, 팔에 무리가 가는 집안일은 피한다.

✦ 사우나, 찜질방, 격한 운동처럼 체온을 급격히 올리는 활동은 삼간다.

✦ 너무 꽉 끼는 옷이나 속옷은 피하고, 편안하고 넉넉한 옷을 입는다.

✦ 수술 부위가 있는 팔에는 채혈, 주사, 혈압 측정을 하지 않는다.

림프부종 관리를 위한 의료적 도움

병원에서 처방해 주는 의료용 압박스타킹이나 림프 마사지 치료는 림프 흐름을 개선하는 데 효과적이다. 부종이 심해지기 전에 정기적으로 확인받고, 증상이 나타나면 조기에 대처해야 한다.

3.

지금 이 순간,
행복한 암환자

한방병원에서 바라본
지금 이 순간

나는 3개월이 넘는 긴 기간 동안 암 전문 한방병원에 입원해 있었다. 항암 치료와 방사선 치료로 인해 입퇴원을 반복하기는 했지만, 그런 모든 기간을 합치면 대략 4개월 정도가 된다. 그 긴 기간 동안 나는 처음으로 진지하게 혼자만의 시간을 가지게 되었고, 그동안 내가 살아온 삶에 대해 깊이 성찰할 기회를 얻게 되었다. 이 시간을 통해 나는 나 자신을 다시 돌아보았고, 그동안 놓쳤던 것들을 하나하나 되새기게 되었다.

앞서 언급한 것처럼, 나는 주말부부 생활을 하며 어린 갓

난 아들을 혼자 돌보는 상황에서 나 혼자만의 시간이 거의 없었다. 이 때문에 육아 우울증에 시달리기도 했고, 그때는 '왜 나만 이렇게 희생하며 살아야 할까'라는 생각에 사로잡히며 고통스러워했다. 혼자서 고요한 시간을 보내고 싶은 마음이 간절했다. 그런데 이렇게 암투병 덕분에 처음으로 혼자만의 시간을 갖게 되다니? 씁쓸한 감정이 들었지만 어찌 보면 이런 상황이 나에게는 긍정적인 기회가 아닐까 싶었다.

병원에 혼자 입원해 있는 시간 동안 나는 한방병원 주변을 산책하며 시간을 보냈다. 내가 입원했던 한방병원은 광화문 근처에 있었기 때문에 외국인 관광객들이 상당히 많이 찾는 곳이었다. 그곳에서 나는 많은 사람들의 모습을 보면서 나름의 소소한 행복을 느끼곤 했다. 외국인들이 한복을 입고 광화문 주변을 거니는 모습을 보거나, 국립고궁박물관에서 열심히 공부하는 어린이들을 보면서 나도 살아있다는 느낌을 받았다. 그런 순간들 속에서 잠시나마 행복감을 느꼈고, 살아 있다는 것에 대해 감사할 수 있었다.

그러나 한편으로는 내가 진정으로 혼자 있는 시간을 즐기지 못한다는 사실을 깨닫게 되었다. 내가 그토록 원하던 혼자만의 시간, 그것이 의외로 재미없고 공허하게 느껴졌다. 산책하며 가슴속에서 계속 떠오른 생각은 내가 인생을 재미있게 사는 법을 모르는 사람이라는 것이었다. 내가 원하는 것이 무엇인지, 내가 정말로 즐길 수 있는 것이 무엇인지 명확히 알지 못한 채, 그저 남들이 원하는 모습에 맞추어 30년이 넘는 인생을 살아온 것이었다.

이런 깨달음을 얻은 뒤, 나는 내 삶에서 '만족'이라는 감정을 잘 느끼지 못한다는 사실도 다시 한번 확신하게 되었다. 나는 늘 무언가에 부족함을 느끼고 불평불만을 쏟아내곤 했다. 그동안 나에게 불행한 일들이 있었고 행복하기 어려운 조건들이 있었던 것도 사실이지만, 그럼에도 불구하고 그 사이사이에 분명히 작은 행복들이 있었음을 미처 깨닫지 못하고 살아왔다는 생각이 들었다. 행복이 늘 가까이에 있었음에도 나는 매번 그 작은 순간들을 놓쳤다.

또한 나는 항상 다른 사람들의 시선에 집착해 살아왔다. 부모님의 기대, 사회적인 시선, 주변 사람들의 평가…. 그러한 시선에 맞추어 내 삶을 살아온 결과, 내가 정말로 원하는 것, 나 자신이 진정으로 좋아하는 것이 무엇인지를 모르고 지냈다. 내 삶의 방향이 항상 가족들, 또는 다른 사람들의 기대에 의해 결정되었고, 나는 그 틀에 맞춰 살아왔다. 그러다 보니 내 인생이 점점 더 내가 아닌 다른 사람들의 삶처럼 느껴졌다.

하지만 이제는 다르다. 병원에서의 그 고요한 시간들을 통해, 나는 내 삶을 처음부터 다시 설계하고 싶다는 열망을 품게 되었다. 비록 암이라는 무거운 터널을 지나왔지만 그 어둠 끝에 닿은 지금, 나는 다시 시작할 수 있는 시간을 선물받은 것처럼 느낀다. 더 이상 남의 기대나 기준에 맞춰 살고 싶지 않다. 이제는 내가 원하는 삶, 내가 기뻐할 수 있는 삶을 살고 싶다. 작고 평범한 일상 속에서 행복을 느끼고, 내가 진심으로 좋아하는 일에 시간을 쓰고 싶다. 삶은 한 번뿐이고, 그 소중함을 누구보다 절실하게 깨달았기에, 나는 그 시간을 더 이상 흘려보내지 않을 것이다. 아팠던 시간은 분명 힘들었지만, 그 시간 덕분에 나는 나에게 주어진 새로운 삶을 더 단단히 붙잡고, 더 깊이 사랑할 수 있게 되었다.

암, 인생의 제2막을 열어준
뜻밖의 선물

암이라는 단어는 누구에게나 두렵다. '암 판정'이라는 세 글자 앞에서 삶의 속도가 멈추는 듯한 느낌, 앞으로 펼쳐질 시간에 대한 막연한 공포, 그리고 그 시간을 함께 견뎌야 하는 가족에 대한 미안함까지. 그러나 그 두려움 속에서도 나는 새로운 문을 발견하게 되었다. 바로, 인생의 제2막을 열 수 있는 용기였다.

암 진단을 받기 전까지 나는 소심하고 조심스러운 사람이었다. 주변 사람들의 시선을 지나치게 의식했고, 무언가 새로운 일을 시작할 용기도 없었다. '혹시 누가 나를 이상하게 보지는 않을까?', '괜히 나섰다가 실패하면 어쩌지?' 하는 생각이 머릿속을 떠나지 않았고, 그 결과 나는 늘 나를 억누르며 살았다. 아이를 돌보는 것, 가족을 챙기는 것, 다른 사람들의 기대를 채우는 것이 내 삶의 중심이었고, 그 안에서 나는 점점 사라져갔다.

하지만 암이라는 병은 나를 멈춰 세웠고, 처음으로 내 인생에 대해 깊이 들여다보게 만들었다. 치료의 시간을 보내며 나는 진심으로 나 자신에게 물었다. "내가 진짜 원하는 삶은 무엇일까?" 그 질문에 대한 답을 찾기 위해 나는 글을 쓰기 시작했고, SNS를 통해 나의 이야기를 솔직하게 나누기 시작했다. 처음엔 조심스러웠지만, 내 진심이 담긴 글을 읽고 위로를 받았다는 사람들의 메시지를 받으며 나 역시 위로받고 치유되기 시작했다.

그렇게 나의 인생 제2막은 시작되었다.

내가 먼저 나의 아픔을 드러내니, 수많은 사람들이 각자의 아픔을 이야기해 주었다. 그리고 우리는 서로에게 공감하고, 위로하고, 다시 용기를 냈다. 지금 나는 책을 통해, 글을 통해, 그들에게 말한다. "우리는 아직 끝나지 않았습니다. 아니, 이제 시작입니다."

암을 겪은 후 나는 내 삶의 주도권을 되찾았다. 이전에는 '살아야 하니까 어쩔 수 없이' 살았지만, 이제는 '살고 싶어서' 산다. 내 마음의 소리를 들으려 노력하고, 하고 싶은 일이 생기면 과감히 도전한다. 누구의 시선도, 기대도 이제는 내 인생을 좌우하지 않는다. 오히려 내가 진심을 다해 살아가는 모습을 보며 주변 사람들도 감동받고 응원해 주는 일이 더 많아졌다.

물론 암이라는 큰 병을 겪었지만, 아이러니하게도 지금의 나는 암투병 전보다 더 건강한 삶을 살고 있다. 병을 계기로 식습관과 생활습관을 하나하나 돌아보며 바르게 고쳐나갈 수 있었고, 그 덕분에 몸의 컨디션도 훨씬 좋아졌다. 이전에는 무심코 넘기던 작은 신호들에도 귀 기울이게 되었고, 내 몸과 마음이 무엇을 원하는지를 더 잘 알게 되었다. 건강을 완전히 되찾는 것을 넘어, 이제는 건강을 증진하는 삶을 살고 있다. 그리고 그 변화의 중심에는 '삶을 대하는 태도'가 있었다. 몸이 회복된 만큼, 마음도 훨씬 더 단단해지고, 자유로워졌다.

이전에는 살기 위해 버텼다면, 지금은 살고 싶어서 꿈을 꾼다.

이 글을 읽는 누군가가 혹시 암이라는 무거운 시간을 지나고 있다면, 그리고 아직 그 끝이 보이지 않아 두려운 마음에 사로잡혀 있다면 꼭 전하고 싶다. 지금 당신이 겪고 있는 이 아픔이 새로운 문을 여는 열쇠가 될 수도 있다는 것을. 인생은 언제든 새로 시작할 수 있다. 오히려 인생의 가장 아픈 순간에, 우리는 진짜 나를 발견하게 된다.

암은 고통스럽고 두려운 시간임이 분명하지만, 그 시간 끝에는 분명히 새로운 삶이 기다리고 있다. 그 삶은 이전보다 더 단단하고, 더 나다울 것이다. 나는 지금 인생의 제2막을 살고 있다. 비로소 나답게, 진심으로, 그리고 감사한 마음으로 하루하루를 채워나가고 있다.

육아 우울증,
육아로 치료하다

암환자들에게 가족의 의미란 무엇일까.

암에 걸렸다고 상상해 보라. 아니면, 암에 걸렸던 경험을 떠올려 보라. 그 순간, 누구나 느낄 감정들이 있다. 인생에 대한 좌절, 절망, 그리고 미래에 대한 공포. 그런 감정들에 짓눌리다 보면, 나도 모르게 가족에게 어떻게 이 사실을 알릴지 고민하게 된다. '내가 암에 걸렸다는 사실을 가족에게 어떻게 말할까?'라는 물음은, 아마 모든 암환자들이 한 번쯤 떠올린 질문일 것이다.

나는 암에 걸렸을 당시, 가족에 대한 애틋함이나 고마움 같은 감정이 많지 않았다. 양가 부모님은 나와 멀리 떨어져 있었기에 육아에 대한 도움을 받을 수 없는 상황이었고, 유일한 버팀목이었던 남편 또한 일이 바빴기에 집안일에 소홀했다. 그 와중에 주말부부로 살아가며 나는 가족에 대한 작은 응어리를 가지게 되었고, 외로움이 가득한 나의 현실에 대해 자기 연민이 가득했다. 나보다 사위를 먼저 걱정하는 친정 부모님을 원망했고, 따뜻한 위로 한마디 해주지 않는 남편을 힐난했다.

하지만 결국, 내가 쓰러졌을 때 기댈 수 있는 곳은 가족의 품이었다. 사실 나는 항상 혼자라고 생각했지만, 필요할 때 손을 잡아줄 수 있는 존재는 가족이었다.

내가 처음 암을 진단받고 원추절제술로 인해 4일간 서울 대병원에 입원해야 했을 때, 시어머니는 전화 한 통에 곧바로 4시간 거리를 달려와 주셨다. 사실 시아버지도 폐암으로 인해 집에서 통원 치료를 받는 상황이시다. 그 와중에 며느리도 암이라니, 딸도 아니고 살갑지도 않은 며느리에게 가벼운 불만 정도를 표시할 수도 있는 상황이었지만 전혀 그런 반응 없이 아이를 따뜻하게 돌보아주셨다.

뿐만 아니라 친정 오빠에게도 신세를 많이 졌다. 수술로 인해 일주일이 넘는 기간을 병원에 입원해야 하는 상황에서, 오빠는 기꺼이 본인이 먼저 보호자를 해 주겠다고 나섰다. 새 직장에 입사하기 전에 시간을 비울 수 있다며 보호자 역할을 해 주었고, 결국 동생을 돌보기 위해 새해를 병원 보호자 침대에서 맞이하게 되었다. 동생의 걷기 연습을 낮이고 밤이고 따라다녔고, 수술 후 보호자 대기실에서 2~3시간 기다리는 고생을 견디며 힘든 시간을 함께했다.

그리고 아주버님에게도 정말 감사했다고 말하고 싶다. 항암 치료가 시작되면서 처음에는 남편이 보호자 역할을 했지만, 그 후 아주버님이 종종 2시간 거리를 달려 조카를 돌보러 와주셨다.(나중에는 내가 아주버님께 죄송스러운 마음에 항암을 혼자 받겠다고 결정한 것도 있다.) 아무리 남동생과 조카가 소중하다고 해도 혼자 혈혈단신으로 네 살배기 조카를 돌보겠다고 와주는 일은 정말 큰 희생이다. 지금 생각해 봐도 감사할 따름이다.

나는 모든 상황에서 내가 손해 보는 것에 대해 굉장히 민감하다. 인간관계에서도 마찬가지이다. 내가 만약 암환자의 가족인 상황이었다면 나는 어느 정도로 희생할 수 있었을까? 내 아들도 아닌 조카를 위해 먼 거리에서 달려와 아이를 봐줄 수 있었을까? 오빠의 병시중을 들며 오줌통을 비워주는 수고로움을 견딜 수 있었을까? 아마 나는 끊임없이 내가 얼마나 손해 보았는지를 계산하고, 나중에 어떻게 이 희생을 돌려받을 수 있을지 고민했을 것이다.

또한 내가 앞서 언급했던 육아 우울증. 만약 아이가 없었다면 내가 우울증에 걸리지 않고, 암에 진단받지 않는 상황이 벌어졌을까? 암투병 이전에, 나는 육아로 인한 우울증을 겪고 있었으며 정신과에 방문했을 당시 우울증 단계가 심하다는 말도 들었다. 하지만 오히려 암 치료가 끝난 이후 나는 아이 덕분에 희망을 잃지 않고 살아갈 수 있는 용기를 얻게 되었으며, 심지어는 어릴 적부터 있던 우울감이 사라진 것 같다는 생각도 든다.

당시 네 살배기였던 아들은 태어났을 때부터 껌딱지처럼 엄마 곁에 붙어있다가 나의 암 치료 때문에 어쩔 수 없이 긴 기간을 떨어져서 지내게 되었다. 사실 나뿐만 아니라 아들도 정말 힘든 시간을 보냈다. 그 시간 동안 서로 애틋하게 영상통화를 하며 안부를 전했고, 내가 입원해 있는 병원에 가겠다며 처음으로 기차를 타고 병원에 찾아오기도 했다. 아이와의 교감을 통해 내 마음은 점점 치유되었고, 그 덕분에 나는 점점 더 회복할 수 있었다.

이전에 남편이 "엄마 배 아프니까 배 위에 누우면 안 돼."라는 말을 종종 했었는데, 그 말을 아직도 기억해 놓고 지금까지도 내 배가 아닌 다리에만 눕는다. "내가 엄마 치료해 줄게!"라며 병원놀이 장난감도 가져와 주고, "엄마가 서울로 병원 가면 난 정말 속상했어."라며 자기 전에 속삭이듯이 잠꼬대도 한다. 아직 어린 나이임에도 불구하고 내 아들은 나의 투병을 통해 많은 감정을 느꼈고, 애정과 사랑이 담긴 아이의 표현은 나에게 큰 힘이 되었다.

그리고 한방병원에서의 시간은 내 몸을 건강하게 하는 기간이었지만, 그 기간이 길어질수록 내 마음은 황폐해져 갔다. 좁고 답답한 공간에서 혼자 누워만 있는다는 것이 너무 힘들었고 마음은 더욱 답답해져 갔다. 그럴 때마다 나는 무리해서라도 잠깐 퇴원하여 기차를 타고 사랑하는 아들이 있는 집으로 달려가곤 했다. 기차로 1시간이 걸리는 거리이기에 오며 가며 배가 따끔거리고 피곤했지만, 아이의 얼굴을 보면 피로가 풀리곤 했다. 그리고 다음 날 기차를 타고 병원으로 돌아올 땐 아이와 눈물의 이별을 했다. "나도 기차표 있어! 나도 기차 탈 거야!"라며 오열하는 아이를 두고 오는 심정은 정말 가슴이 찢어지는 듯했다. 엄마와 떨어져 있는 와중에 어린이집을 졸업하고 유치원 입학도 하고, 힘든 기간 동안 아이는 정말 많이 성장했고 내가 살아갈 수 있는 버팀목이 되어주었다.

육아 우울증, 나는 결국 육아로 치료할 수 있었다.

사실 아직도 가끔 그런 생각을 하곤 한다. 내가 다시 재발이 되어 빨리 세상을 떠나게 되면 우리 아들은 어떻게 될까? 이런 생각이 들 때마다 나는 동네 산부인과 선생님의 이야기를 떠올린다.

나는 동네 산부인과에서 암을 처음으로 진단받았었는데, 다른 진료를 받을 일이 있어서 그 병원에 재방문한 적이 있다. 나는 그때 의사 선생님께 날 기억하는지에 대해 물어보며 내 상황에 대해 말씀드렸다.

사실 그 의사 선생님은 차가운 인상이었고 말을 따뜻하게 하는 분은 아니었다. 내가 처음에 암인 줄도 모르고 "꼭 큰 병원 가야 하나요?"라며 순진하게 물었더니, "죽고 싶으면 안 가셔도 돼요."라고 대답했던 분이었다. 그런데 이번에는 내가 기억난다고 하시면서, 젊은 나이에 고생이 많다며 본인의 이야기를 들려주었다.

선생님의 어머니도 자궁암이었는데 추후 본인이 의사가 되어서 레지던트 시절 병원 기록도 떼어보고 했다며, 산부인과 의사가 된 것도 어머니의 영향이 크다고 했다. 어머니도 젊은 나이에 암에 걸렸었지만, 오래오래 사시다가 노환으로 돌아가셨다고 했다. 그 말을 들으니 뭔가 울컥하기도 하고 감사했다. 우리 아들도 나중에 나를 이렇게 건강하게 살았던 엄마로 추억해 주면 좋겠다는 마음이다.

암환자 가족들이 지녀야 할 자세

암이라는 단어는 듣는 순간 마음을 얼어붙게 만든다. 당사자뿐 아니라 가족들에게도 그렇다. 말 한마디, 눈빛 하나가 괜히 더 조심스러워지고, 어떤 말은 해도 후회스럽고 어떤 말은 하지 않아도 마음에 남는다. 사랑하는 사람이 아프다는 건, 그저 바라보는 것만으로도 아픈 일이다. 그런데도 가족은 언제나 그 곁을 지킬 수밖에 없다.

가수 양희은은 많은 사람들에게 따뜻함과 위로를 주는 노래를 부르는 유명 대중가수이다. 그러나 이토록 단단해 보이는 사람조차, 삶의 어느 순간 암이라는 거대한 벽 앞에 선 적이 있었다는 걸 아는 사람은 그리 많지 않다. 난소암 판정을 받고 여명이 3개월이라는 말까지 들었을 때, 그녀는 항암 치료를 거부했다. 세상의 많은 사람들이 당연하게 받아들이는 길을 가지 않겠다고 했다. 생사를 하늘에 맡기겠다는 결심, 누군가는 무모하다고 했을지 모른다.

그러나 그 결심 뒤에는, 혼자가 아닌 '가족'이 있었다.

양희은의 어머니는 그저 '엄마'였다. 딸을 위해 자신이 할 수 있는 걸 찾고, 배우고, 실천했다. 무염식 요리를 공부하고, 어디든 도시락을 싸 들고 다니며 딸을 지켜냈다. 열을 가한 음식보다 생식이 낫다는 말을 듣고는 그것을 실천했고, 음식 하나에도 정성과 간절함을 담았다. '뭘 먹여야 이 아이가 조금이라도 힘을 낼까'라는 마음. 그 간절함이 하루, 이틀, 100일이 되었다.

양희은의 동생, 양희경 역시 다르지 않았다. 가족이기 때문에 할 수 있는 일을 묵묵히 해냈다. 100일 동안 언니를 위해 수지침을 놓고, 부항을 뜨고, 정성껏 요리를 했다. 그 어떤 말보다, 그 어떤 치료보다 따뜻하고 단단한 시간이 거기 있었다. 병실이 아닌 주방에서, 거실에서, 부엌의 불빛 아래에서 가족들은 각자의 방식으로 사랑을 표현했고, 그것이 삶을 지키는 울타리가 되었다.

암환자에게 가장 필요한 것은 치료보다 '공감'일 수 있다. 환자는 두렵고 외롭다. 죽음에 대한 생각이 머릿속을 떠나지 않고, 몸은 아픈데 마음은 더 아프다. 그럴 때 필요한 건 재촉이나 조언이 아니다. "왜 항암 치료 안 해? 그러다 진짜 죽어. 우리 앞에서 죽을 거야?"라는 말은 마음에 흉터만을 남긴다. 환자는 판단 받고 싶지 않다. 대신 있는 그대로의 감정을 인정받고, 누군가 옆에 있다는 걸 느끼고 싶을 뿐이다.

"그래, 많이 무섭지. 내가 옆에 있어 줄게."
"힘들면 울어도 돼. 네 편이 여기 있어."

이런 말이 때로는 어떤 약보다 더 깊이 스며든다. 암을 이겨내는 힘은 의료 기술만으로 완성되지 않는다. 함께 살아가는 사람들, 가장 가까운 사람들이 만들어내는 따뜻한 환경이야말로 가장 강력한 치료제가 된다. 긍정적인 태도, 따뜻한 말 한마디, 그리고 말없이 건네는 손길. 그것만으로도 암환자에게는 큰 위안이 된다.

가족은 완벽할 필요가 없다. 해답을 줄 필요도 없다. 다만 곁에 있어 주는 것, 그리고 환자가 느끼는 감정을 무시하지 않고 존중해 주는 것이 중요하다. "괜찮을 거야."라는 말보다는, "지금 많이 힘들지?"라는 말이 더 위로가 된다. 병을 함께 이겨내는 일은 곧 서로의 마음을 이해하고 마주하는 일이기도 하다.

사실 암환자뿐만이 아니다. 누구든 아플 때, 외로울 때, 힘들 때 가장 간절하게 원하는 건 '공감'이다. 억지로 용기를 북돋우려 하기보다, 그냥 옆에 있어 주고 이야기를 들어주는 것이 진짜 힘이 된다. 때로는 말하지 않아도 된다. 따뜻한 밥 한 그릇, 챙겨준 약 한 봉지, 등을 토닥여주는 손길만으로도 충분하다.

가족이 아플 때, 우리는 사랑을 행동으로 보여줄 기회를 얻게 된다. 그 기회를 두려워하지 말고, 거창하지 않더라도 할 수 있는 일을 하나씩 해보자. 같이 밥을 먹고, 같이 앉아 있고, 같이 웃고 울어주는 것. 그것이 바로 가족이 할 수 있는 최고의 치료다.

아픔을 함께 버티는 가족, 그 자체가 치유의 시작이다.

암 생존자들이여,
위시리스트를 만들자

암을 겪은 사람이라면 누구나 한 번쯤 '시간'에 대해 다시 생각하게 된다. 어쩌면 너무 당연하게 흘러가던 시간, 언제나 나에게 주어질 거라 믿었던 내일. 그러나 병실이라는 낯선 공간에 몸을 누이고 나면, 우리는 문득 깨닫게 된다. "내게 정말 시간이 남아 있을까?"라는 질문 앞에서, 삶은 전혀 다른 얼굴로 다가온다.

그때 나는 위시리스트를 꺼냈다. 아니, 정확히 말하자면 '처음으로 위시리스트를 만들었다.'

예전에는 꿈을 꾸기보다, 하루를 버티는 것이 먼저였다.

아이를 돌보고, 가족을 챙기고, 주변 사람들의 기대에 맞춰 살아가느라 '내가 진짜 원하는 것'을 생각할 겨를이 없었다. 그러나 암이라는 병은 나를 강제로 멈추게 했고, 그 멈춤 속에서 나는 조용히 종이 한 장을 꺼냈다. 그리고 처음으로 내 마음 깊은 곳의 소리를 써 내려가기 시작했다.

위시리스트. 이 단어는 듣기엔 가볍지만, 내게는 삶의 방향을 비추는 나침반이 되었다.

내가 앞으로 살아가야 할 시간, 그 시간 속에 어떤 나를 담고 싶은지, 어떤 순간을 경험하고 싶은지를 고민하며 적어 내려간 목록은 단순한 계획이 아니었다. 그것은 '살고 싶다'는 의지의 표현이었고, 내가 다시 일어설 이유였다.

수영 배우기, 프랑스어 배우기 등 배움에 대한 소소한 소망부터 시작해서, 외국에서 살아보기 등 거창한 목표도 위시리스트에 차곡차곡 담았다. 그리고 그중에는 꼭 이루고 싶었던 '책을 쓰는 일'도 있었다. 그 하나하나가 소박하지만 진심이었다. 그리고 놀랍게도, 그 진심은 나를 조금씩 변화시켰다.

위시리스트를 작성한 이후부터 나는 그 리스트 속 목표를 이루기 위해 하루하루를 훨씬 더 의식적으로 살게 되었다. 오늘 하루가 얼마나 귀한지, 내가 살아 있음이 얼마나 감사한지를 아는 사람만이 가질 수 있는 삶의 자세였다. 그 덕분에 지금 나는 책을 집필하고 있고, 사람들 앞에 서서 나의 이야기를 전하고 있으며, SNS를 통해 마음의 연결을 이어가고 있다. 그 모든 출발점에는 '위시리스트에 적은 한 줄의 다짐'이 있었다.

위시리스트는 단지 바라는 것의 나열이 아니다. 그것은 우리 안에 있는 삶에 대한 의지와 열망의 기록이다. 아직 살아가야 할 시간이 우리에게 남아 있다는 것, 그리고 그 시간을 어떻게 채워나갈지 스스로 선택할 수 있다는 사실을 상기시켜 준다.

때로는 흔들릴 때마다 그 목록을 다시 꺼내본다. 그리고 그 안에 담긴 내 꿈과 목소리를 다시 듣는다. "그래, 나는 여전히 이걸 원하고 있어." 그 목소리를 듣는 것만으로도 다시 삶을 살아갈 힘이 난다.

암 생존자들에게 말하고 싶다. 위시리스트를 꼭 만들어보자. 아직 해보지 못한 일, 언젠가는 하고 싶다고 미뤄뒀던 일들, 작고 사소해 보이지만 마음을 뛰게 하는 그 일들을 하나하나 적어보자. 그 리스트는 언젠가를 기다리는 종이가 아니라, 오늘을 바꾸는 동력이 될 것이다. 그리고 삶의 무게에 지치고 흔들릴 때 당신을 다시 일으켜 세워줄 것이다.

나에게 위시리스트는 단순한 목록이 아니다. 그건 내 아이를 위해, 나 자신을 위해, 그리고 내가 앞으로 살아갈 날들에 대해 '포기하지 않겠다'는 다짐의 증표다.

케모브레인(chemobrain)이 뭐지?

한방병원에 입원해 있던 시절, 나는 다양한 암환자들을 만났다. 70~80대의 연세가 지긋한 어르신들부터 40대의 젊은 여성들까지, 그 연령대는 정말 다양했다. 그런데 신기하게도 그들 모두가 공통적으로 이야기하는 증상이 하나 있었다.

"요즘 너무 깜빡깜빡해요. 정신이 왜 이렇게 없어졌는지 모르겠어요."

이야기를 나눌수록 나 혼자만의 문제가 아니라는 사실에 놀랐다. 항암 치료를 받기 전에는 분명 아무렇지 않던 기억력과 집중력이, 치료 이후에는 확연히 달라졌다고들 말한다.

나 역시 그랬다. 항암 치료를 받으면서부터 일상적인 일들이 자꾸 머릿속에서 빠져나가는 경험을 했다. 핸드폰을 들고 방을 옮겼다가 그 핸드폰이 어디에 있는지 몰라 온 집 안을 뒤지기도 하고, 전날 가족이나 친구와 나눈 대화조차 희미해져서 같은 이야기를 반복하는 일이 많아졌다. 심지어 익숙했던 옆집 이웃의 얼굴조차 낯설게 느껴져 인사를 해야 할지 망설였던 적도 있다. 이전 같으면 상상도 못 했던 일들이었다. 이런 경험은 단순한 건망증일까?

아니었다. 실제로 의학적으로도 이 현상은 '케모브레인(Chemobrain)'이라는 이름으로 존재한다.

케모브레인은 항암 치료, 특히 화학요법(chemotherapy)을 받은 환자들이 경험하는 인지 기능의 저하를 일컫는 말이다. 기억력 감퇴, 집중력 부족, 사고력 저하, 언어 능력의 둔화 등 다양한 뇌 기능 변화가 일어나며, 치료가 끝난 이후에도 몇 주에서 길게는 몇 년간 지속되기도 한다.

케모브레인은 단순히 나이 탓이나 정신적 스트레스 때문이 아니라, 실제로 항암제가 뇌에 영향을 미치면서 나타나는 생물학적 부작용이다. 물론 모든 환자에게 나타나는 건 아니고, 증상의 정도나 회복 속도도 사람마다 다르다. 하지만 이런 증상은 경험한 사람들에게는 일상생활을 이어가는 데 큰 불편함과 당혹감을 안긴다.

무엇보다 힘들었던 건, 이 변화를 주변 사람들이 잘 이해하지 못한다는 점이었다. 겉으로 보기엔 멀쩡해 보이니 "그 정도는 누구나 잊을 수 있는 거야.", "너무 민감하게 생각하지 마."라는 말을 듣기도 했다. 하지만 믿기 힘든 변화가 우리 몸에서 일어나고 있다는 것을 암 생존자인 우리는 누구보다도 절절히 느끼게 된다.

나는 내 몸과 마음을 조금 더 섬세하게 들여다보기로 결심했다. 이 당혹스러운 경험은 내게 커다란 깨달음을 안겨주었다. 몸의 회복만큼이나 마음과 뇌의 회복도 중요하다는 사실을. 그리고 그것은 단순히 약이나 치료만으로 완성되지 않는다는 것도 알게 되었다.

그래서 나는 결심했다. 이제부터의 삶은 '끊임없이 배우는 삶'으로 살아가겠다고. 나는 암이라는 큰 시련을 통해 삶의 소중함을 다시 배웠다. 이제는 책을 읽고, 공부하고, 생각하고, 기록하는 일상 속에서 나 자신을 다시 세워나가고 있다. 잊는 것이 많아졌지만 그만큼 더 많이 되새기고, 더 깊이 받아들이며 살아가려 한다. 약해진 뇌를 탓하기보다는, 내 안에 남아 있는 가능성을 하나씩 일으켜 세우는 것. 그게 내가 선택한 방식이다.

케모브레인은 항암 치료 중에 일시적으로 나타날 수 있는 변화일 뿐, 우리 삶을 영원히 뒤흔드는 것이 아니다. 치료가 끝나면 우리의 몸과 마음은 자연스럽게 제자리를 찾아가게 된다. 혹시 기억하지 못하는 순간이 있더라도 괜찮다. 중요한 건, 우리는 여전히 회복하고 있고, 그 회복 속에서 계속 앞으로 나아가고 있다는 사실이다.

3-5

많은 꿈이
더 길어진 인생을 만든다

암투병은 내 인생을 근본적으로 바꿔놓았고, 그로 인해 내 삶의 방향성도 완전히 달라졌다. 그전까지 나는 주로 다른 사람들의 시선에 맞추어 살았다. 내 행동과 선택이 다른 사람들에게 어떻게 보일지, 그들의 인정과 칭찬을 받지 않으면 의미가 없다고 생각했다. 그로 인해 내가 진정으로 원하는 것이 무엇인지, 내가 어떤 것을 좋아하는지조차 알지 못한 채 살아왔다. 타인의 눈치를 보는 것이 일상이었고, 그로 인해 내 삶은 점차 틀에 박히고 제한적인 모습으로 변해갔다.

하지만 암투병을 통해 삶에 대한 시각은 달라지게 되었다. 죽음이란 것과 마주하며, 시간의 소중함을 뼈저리게 느꼈다. 그리고 한 가지 확실한 사실을 깨달았다. 바로 나는 더 이상 남의 눈치나 시선에 얽매여 살지 않겠다고 다짐한 것이다. 내가 진심으로 하고 싶은 것, 내가 진정으로 즐기고 열정을 느낄 수 있는 일들에 대해 더 많은 도전을 하고 싶어졌다. 물론 한 번에 모든 것이 바뀌지 않겠지만, 나는 한 걸음, 한 걸음씩 내게 주어진 길을 벗어나 새로운 방향으로 나아가기로 결심했다.

그중 하나가 바로 내가 최근에 도전했던 작은 미인대회였다. 사실 이 대회는 미인대회라기보다는 지역에서 열리는 작은 한복대회였다. 원래 내 성격대로라면 아마 이런 대회가 왜 필요한지도 이해할 수 없었을 것이다. '왜 이런 일을 하며 시간을 낭비해야 하는가?'라고 생각했을지도 모른다. 하지만 암투병 이후 나의 마음가짐은 달라졌다. 삶이 짧다는 사실을 깨달았고, 그 짧은 시간 동안 새로운 경험과 추억을 쌓는 것이 얼마나 의미 있는 일인지를 알게 되었다. 그래서 나는 평소와는 다른 방식으로 용기를 내어 대회에 신청하게 되었다.

신청 후에는 사실 그다지 어려운 부분이 없었다. 운 좋게도 본선에 진출하게 되었고, 대회 준비는 순조롭게 진행되었다. 메이크업을 받고 한복을 입어보며 나는 정말 행복한 하루를 보냈다. 특히 대회 준비 과정에서 예상 질문과 답변을 준비하며 나 자신을 되돌아볼 수 있었고, 그 과정에서 내가 살아온 삶에 대해 성찰하고 앞으로 살아갈 날들에 대한 의지와 다짐을 되새길 수 있었다. 또한 대회에 참가한 다른 참가자들과 대화를 나누면서 내 삶에 대한 열정도 새로이 느낄 수 있었다. 그들은 예쁘고 밝은 사람들이었고, 그들과의 대화는 나에게 새로운 에너지를 주었다.

무대 위에 올라갔을 때 나는 예상보다 더 큰 즐거움을 느꼈다. 처음에는 부끄럽고 두렵지 않을까 하는 걱정이 있었지만, 점차 내가 이런 무대에서 나 자신을 표현하는 것을 좋아한다는 것을 깨달았다. 내가 생각지도 못했던 나의 새로운 면을 발견한 순간이었다. 무대에서 나의 진심이 심사위원들에게 전달되었는지, 나는 감사하게도 3등이라는 결과를 얻었다. 상금과 상패를 받으며, 그날은 정말 감사하고 뜻깊은 날이 되었다. 그 경험은 내 인생에서 중요한 전환점을 만들어 준 순간이었다.

이번 경험을 통해 나는 다시 한번 깨달았다. 꿈을 꾸는 것은 나이를 불문하고 중요한 일이란 것을. 앞으로도 내게 주어지는 기회들을 놓치지 않고, 하나하나 소중히 여기며 그 기회들을 최대한 활용하고 싶다. 또, 더 많은 도전과 경험을 통해 내 인생에 행복한 기억을 차곡차곡 쌓아가고 싶다. 그렇게 하나씩 더 많은 의미 있는 순간들을 만들어가며, 나는 더 나은 사람으로 성장할 수 있을 것이라고 믿는다.

4.

꿈꾸기 위한
준비

4-1

몸과 마음을
바로잡을 수 있는 식이요법

　지금까지는 나의 꿈, 열정, 그리고 미래에 대한 희망 이야
기였다. 그렇다면 희망만 가지고 이 암이라는 공포스러운
존재를 이겨낼 수 있을까? 그것은 아니라고 본다. 암을 이겨
내려면 철저한 전략과 꾸준한 노력이 필요하다.

　암을 이겨내기 위한 여정은 단순한 치료의 연속이 아니라
삶의 방식 자체를 정립하는 과정이다. 현대 의학의 발전에
도 불구하고, 많은 사람들은 여전히 암이라는 두려운 진단
앞에서 불안과 고통을 겪는다. 하지만 연구 결과는 분명하
다. 식이요법은 우리의 몸과 마음에 긍정적인 영향을 미칠

수 있으며, 회복의 중요한 열쇠가 될 수 있다. 나는 약사이지만, 영양제를 먼저 추천하기 이전에 식이요법 개선이 최우선이라고 주장한다. 아무리 좋은 영양제를 먹은들 식이요법이 올바르지 않다면 우리 몸은 개선될 수 없다. 세계보건기구(WHO)에 의하면 암 발생 원인 중 식사 및 영양과 관련된 요인이 1/3 정도 된다고 보고하고 있다.

암을 이겨내기 위해 식이요법이 중요한 이유에는 여러 가지가 있다.

첫째, 올바른 영양 섭취는 면역 체계를 강화하는 데 도움을 준다. 강력한 면역력은 암세포와의 싸움에서 중요한 역할을 하며, 우리 몸이 자연스럽게 방어할 수 있는 능력을 키워준다.

둘째, 특정 식품에는 항산화 물질이 풍부하게 포함되어 있어 세포 손상을 예방하고, 암세포의 성장을 억제하는 데 기여한다. 예를 들어, 브로콜리, 베리류, 그리고 녹차와 같은 식품은 이러한 효과를 발휘한다.

셋째, 영양소가 결핍된 식단은 치료의 부작용을 악화시킬 수 있다. 적절한 영양 섭취는 치료 과정에서 체력을 유지하고, 회복 속도를 높이는 데 필수적이다.

넷째, 심리적 안정감도 빼놓을 수 없다. 건강한 식단은 정신적 웰빙에 긍정적인 영향을 미쳐 스트레스를 줄이고, 전반적인 삶의 질을 향상한다.

마지막으로, 암을 극복하는 과정에서 자기 주도적인 식이요법은 환자에게 삶에 대한 동기를 부여한다. 스스로의 건강을 관리하고, 적극적으로 치료에 참여하는 경험은 마음가짐에도 긍정적인 변화를 가져올 것이다.

결론적으로, 암과의 싸움에서 식이요법은 단순한 보조 수단이 아닌 근본적인 치유의 일환으로 자리 잡아야 한다. 이를 통해 우리는 더 건강한 삶을 향해 나아갈 수 있다.

그렇다면 암과의 투쟁을 위해 올바른 식이요법을 하려면, 어떤 과정을 거치는 것이 필요할까?

◆❈◆❈◆

좋은 음식을 찾는 것보다
안 좋은 음식을 피하는 것이 빠르다

먼저, 암세포에 '안 좋은 음식'이 무엇인지에 대해 공부하는 것이 필요하다. 암 예방과 관리에 있어 음식의 선택은 매우 중요하다. 많은 사람들이 특정 음식을 통해 암을 이길 수 있다고 믿지만, 사실 암에 해로운 음식을 피하는 것이 더욱 중요한 요소일 수 있다. 우리의 식단에 무엇을 포함할지는 물론 중요하지만, 어떤 음식을 제거할지도 간과해서는 안 된다.

암 예방을 위한 식이요법은 단순히 좋은 음식을 추가하는 것만으로는 충분하지 않다. 해로운 음식을 의도적으로 피하는 것이 필수적이며, 어떤 음식들을 피해야 하는지를 이해하는 것이 매우 중요하다.

WHO가 선정한 '세계 10대 불량 음식'

1. 튀긴 음식: 기름에 튀긴 음식, 예컨대 치킨이나 튀김 등에는 트랜스 지방이 대량으로 함유되어 있다. 과도한 트랜스 지방 섭취는 혈액 내 나쁜 콜레스테롤을 증가시켜 심혈관 질환을 일으킬 수 있다.

2. 가공육: 햄이나 소시지 같은 가공육을 과도하게 섭취할 때 암 발병률이 높아진다. 국제암연구소는 소시지, 햄, 핫도그 등 가공육을 담배와 석면처럼 위험성이 큰 '1군 발암물질'로 분류하기도 했다.

3. 소금에 절인 식품: 소금에 절인 생선이나 젓갈 등 짠 음식에는 나트륨이 상당한데, 이를 많이 섭취하면 특히 위암 발병 위험이 높아지며 고혈압의 원인으로 작용한다.

4. 과자류: 과자는 열량이 높지만 영양은 부족한 대표적인 정크푸드(열량은 높지만 영양가는 낮은 패스트푸드, 인스

턴트식품의 총칭)이다. 자극적이고 중독성이 강해 자주 섭취하게 되며, 이는 비만과 각종 성인병으로 이어질 수 있다.

5. 탄산음료: 사이다나 콜라와 같은 탄산음료는 당도가 매우 높을 뿐 아니라, 인산과 탄산이 철분과 칼슘을 배출시키는 작용을 한다.

6. 인스턴트식품: 대부분 염분이 높지만 영양성분은 부족하며, 방부제 등 식품 첨가물이 들어있다. 이는 간에 극도의 부담을 주어 간 기능에 문제를 일으킬 수 있다.

7. 통조림류: 통조림류 역시 열량은 높지만 기타 영양성분이 낮으며, 비타민이 파괴되어 있다.

8. 설탕에 절인 과일 가공식품: 설탕에 절인 과일 가공식품은 설탕을 과다 섭취하게 한다. 이로 인해 비만, 당뇨, 각종 대사 증후군, 심혈관 질환에 큰 영향을 끼치게 된다. 또한 대부분 향료, 방부제가 들어가 있기 때문에 건강에 악영향을 끼친다.

9. 아이스크림: 아이스크림과 같은 냉동 간식류 등의 식품은 당도가 매우 높으며 많이 섭취하면 비만의 원인이 될 수 있다.

10. 숯불구이류: 불에 구운 닭다리 한 개는 담배 60개비의 독성과 같다고 한다. 실제로 숯불 등에 직화로 고기를 구우면 프라이팬에 구웠을 때보다 발암물질이 생길 위험이 높아진다는 연구 결과도 존재한다.

위 음식들은 암환자가 아니더라도 일반 사람들 또한 암 예방을 위해 피해야 하는 음식들이다. 위 음식들을 섭취한다면 항암으로 인해 파괴된 우리의 몸이 치유되기가 힘들어진다.

특히, 달디단 '설탕'을 피하는 것이 중요하다. 당분의 과다한 섭취는 당뇨병과 같은 각종 성인병을 증가시킨다. 또한 암세포는 정상세포보다 훨씬 더 많은 포도당을 소비한다는 점에서, 설탕을 과도하게 섭취하는 것이 암의 성장과 진행을 촉진할 수 있다는 우려가 제기되고 있다. 특히 설탕을 구성하는 두 가지 주요 성분인 포도당과 과당 중에서, 과당이 큰 위험 요소로 작용할 수 있다.

과당(프럭토스)은 단맛이 강하고 뇌의 보상 체계를 자극하여 단맛에 중독되는 현상을 일으킬 수 있다. 이로 인해 과당 섭취가 음식의 과다 섭취를 유발하고, 결국 체중 증가와 비만을 초래할 수 있다. 비만은 이미 많은 연구에서 다양한 암 발생의 위험 인자 중 하나로 알려져 있다. 과도한 당분 섭취가 비만을 유발하고, 비만이 암의 발생에 중요한 영향을 미친다는 점을 고려하면, 설탕 섭취와 암 발생 사이에는 분명한 연관이 있을 수 있다.

과당은 포도당에 비해 인슐린 분비를 덜 자극하지만, 설탕은 포도당과 과당이 결합된 형태로 존재한다. 포도당이 인슐린 분비를 자극하는데, 이 인슐린이 암세포의 성장을 유발할 수 있다. 또한, 포도당의 인슐린 분비 유발 효과는 과당의 암 촉진 효과를 더욱 강화시킬 수 있다. 이처럼 과당과 포도당의 결합은 암 발생에 있어서 중요한 역할을 한다.

세계보건기구(WHO)의 산하기구인 국제암연구소(IARC)는 암의 원인으로 음식이 약 30%를 차지한다고 발표하였다. 음식, 흡연, 만성 감염, 유전적 요인, 음주 등 여러 가지 요소가 암 발생에 영향을 미치지만, 그중에서 음식은 매우 중요한 역할을 한다. 특히 설탕은 대장암, 췌장암 등의 발생 위험을 높일 수 있으며, 당뇨병과 같은 당 조절 장애를 겪고 있는 환자들은 더 높은 암 발생률과 함께 예후가 좋지 않은 경우가 많다는 보고가 있다.

　따라서 과도한 설탕 섭취는 단순히 비만이나 체중 증가에 그치지 않고, 암 발생에 중요한 영향을 미칠 수 있다. 설탕의 주요 성분인 포도당과 과당이 암세포의 성장과 진행을 촉진할 수 있다는 점에서, 이를 과도하게 섭취하는 것은 건강에 큰 위협이 될 수 있다. 암 예방을 위해서는 적절한 식이습관을 유지하고, 설탕 섭취를 줄이는 것이 중요한 건강 관리의 한 부분임을 명심해야 한다.

　이외에도 암환자에게 좋지 않다고 알려진 음식들이 많다. 밀가루 음식의 경우 암환자들에게 좋지 않다고 알려져 있는 데, 밀가루는 도정 과정에서 비타민, 무기질, 섬유질이 많이 제거되어 탄수화물 함량만 높아진다. 과도한 섭취는 체중과 체지방 증가를 초래할 수 있으며, 더불어 빵과 과자에는 포화지방과 단순 당질이 많이 포함되어 있어 건강에 좋지 않다. 따라서, 통밀이나 잡곡으로 만든 빵이나 국수를 채소나 계란 등 다른 식품과 함께 섭취하는 것이 더 건강한 선택이다. 이러한 식습관은 영양 균형을 맞추는 데에도 도움이 된다.

그리고 암환자들이라면 우유를 피하라는 말을 들어보았을 것이다. 우유가 정말로 암환자들에게 좋지 않은 음식인 것일까? 사실 우유에 대한 연구 결과는 상반되어 논란이 많다.

우유는 갱년기 여성들의 골다공증 예방과 청소년들의 성장 촉진에 유익한 음식으로 널리 소비되고 있다. 우유는 탄수화물, 단백질, 지방 외에도 칼슘, 인, 비타민 등 중요한 영양소를 함유하고 있어 성장기 아동에게는 유익하다고 여겨진다.

일부 연구에서는 우유가 유방암 치료에 도움이 된다고 밝

혔지만, 또 다른 연구에서는 우유가 암을 촉진하고 악화시킬 수 있다고 경고하고 있다. 특히, 우유의 높은 단백질 함량은 과도한 섭취 시 암세포의 성장을 자극할 수 있다. 또한, 젖소에게 호르몬제를 투여하고, 이 호르몬 성분이 우유에 그대로 전달되며 유방염 등 건강 문제로 인한 불순물이 섞여 나올 수 있어 이 또한 건강에 해로울 수 있다.

암환자라면 굳이 논란이 있는 음식을 섭취할 필요는 없다. 성장기 아동과 달리 성인은 우유를 마시지 않는다고 해서 큰 문제가 되지 않으며, 암 생존자는 불필요한 위험을 피하는 것이 좋다. 따라서 우유를 섭취할지 말지는 신중하게 결정해야 하며, 암 예방과 치료에 있어 더 안전한 대안을 찾는 것이 바람직하다.

붉은 고기(적색육)에 대한 논란도 마찬가지이다. 가공육(햄, 소시지, 베이컨 등)은 종류를 불문하고 대장암 발병 위험을 높인다는 사실은 널리 알려져 있다. 가공육을 만드는 과정에서 질산염, 아질산염 등 화학물질이 첨가되는데 이는 장 세포를 손상시켜 암세포 생성 위험을 높인다. 그러면 적색육도 마찬가지일까?

서구화된 식습관과 붉은색 육류의 과다 섭취는 일부 암 발생의 위험 요인이 될 수 있지만, 암 진단 후 육류를 전면적으로 금지해야 한다는 뜻은 아니다. 문제는 육류 섭취 방식에 있다. 외식을 하거나 술안주로 고기만 과도하게 섭취하는 등의 식습관은 육류의 과잉 소비로 이어져 일부 암의 발생과 연관될 수 있다. 그렇다면 건강하게 육류를 섭취하는 방법은 무엇일까?

육류는 단백질의 중요한 공급원으로, 근육과 피부 등 신체 조직을 구성하며 효소, 호르몬, 항체로 작용한다. 좋은 영양 상태를 유지하려면 매 끼니 단백질이 포함된 반찬을 섭취하는 것이 중요하며, 육류는 과도하지 않게 일주일에 2~3회 정도 포함시키는 것이 적당하다. 이 이상으로 포함시키는 것은 추천하지 않는다.

또한, 육류 조리 시에는 몇 가지 주의사항이 있다. 고온에서 조리하는 직화구이, 튀김 등은 발암물질인 다방향족 아민류를 생성할 수 있다. 수육, 샤부샤부, 탕류처럼 삶거나 타지 않게 구운 방식으로 조리하는 것이 보다 건강한 선택이다.

미국국립암연구소(NCI)의 보고서에 따르면 붉은색 육류는 대장암, 직장암과의 관계가 명확히 입증되었지만 다른 암에 대해서는 그 연관성이 확실하지 않다고 밝혔다. 따라서 무조건 적색육이 나쁘다고 단정할 수는 없다. 과다한 육류 섭취를 피하고, 기름이 적은 부위를 선택하며, 채소와 함께 균형 잡힌 식사를 한다면 건강한 육류 섭취가 가능하다.

항암 치료가 끝난 뒤, 나는 한동안 육류와 우유, 유제품이 포함된 음식은 전혀 먹지 않았다. 대신, 녹즙과 당근즙, 그리고 찐 채소 위주의 식단을 삼시세끼 꾸준히 유지했다. 이런 식습관은 많은 암 생존자들이 '건강한 식단'으로 소개하는 방식이기도 했고, 나 역시 이 흐름을 따라가려 애썼다.

하지만 시간이 지날수록 체중이 점점 빠지기 시작했고, 결국 43kg까지 줄어들었다. 원래의 체중에 비해 지나치게 마른 상태였고, 내 몸도 분명히 '건강하지 않다'는 신호를 보내고 있었다. 특히 오후 3시가 넘으면 눈이 움푹 들어가고 피로감이 몰려와 일상생활을 유지하는 데에 어려움을 느꼈다.

그 무렵 가족들은 식단에 변화를 줄 것을 권유했고, 나도 많은 고민 끝에 육류를 조금씩 다시 섭취하기로 결심했다. 처음에는 하루하루 조심스럽게 접근했지만, 현재는 주 1~2회 정도 소량의 육류를 섭취하는 식단으로 바꾸었다. 그 결과 체중은 다시 49kg 정도로 회복되었고, 몸의 에너지와 컨디션도 눈에 띄게 나아졌다.

채소 중심의 식단은 분명 건강한 선택일 수 있다. 그러나 아무리 좋은 방식이라도 내 몸에 맞지 않으면 고집할 필요는 없다고 생각한다. 내 몸은 누구보다도 내가 가장 잘 알고, 내 감각이 보내는 신호에 귀를 기울이는 것이 가장 중요하다. 무엇보다도 자신의 컨디션을 날마다 점검하며 유연하게 식단을 조절하는 것, 그것이 진짜 건강을 위한 길이라고 믿는다.

신선한 유기농 채소,
건강한 조미료로 주방을 정돈해 보자

　암 진단 이후, '무엇을 먹느냐'는 단순한 식사의 차원을 넘어 삶을 다시 설계하는 문제처럼 다가왔다. 그중에서도 나는 '유기농 채소'와 '자연 그대로의 조미료'를 선택하는 일이 내 몸을 위한 작은 변화이자 큰 약속이라고 느꼈다.

　유기농 식품은 단순히 '농약을 덜 쓴' 농산물이라는 차원을 넘어서, 토양과 생태계까지 건강하게 유지하려는 방식으로 재배된 농산물이다. 화학비료, 유기합성농약, 생장조정제 같은 인공 화학물질은 사용하지 않고, 유기물과 미생물 등 자연 자원을 활용하는 방식이기 때문에, 결과적으로 식품 자체의 잔류 농약 수준이 낮고, 비타민 C나 미네랄 같은 미세 영양소 함량도 더 높다는 연구들이 다수 존재한다.

　유기농 제품이 암 예방이나 치료에 직접적인 영향을 준다고 단언할 수는 없지만, 장기적으로 우리 몸에 유해 물질이 쌓이는 것을 줄이는 데 큰 도움이 될 수 있다. 특히 암 치료로 인해 면역력이 저하된 시기에는 식재료 하나하나가 내 몸에 쌓여가는 '회복의 자산'이라고 생각했다. 실제로 딸기에 포함된 엘라직산, 토마토의 라이코펜, 마늘 속 알리신 등은 항산화 작용과 세포 손상 억제에 긍정적인 영향을 줄 수 있는 자연 성분들이다.

물론 현실적인 문제도 있다. 유기농 식품은 가격이 비싼 편이고, 모든 식탁을 유기농으로 채우는 것은 현실적으로 불가능하다. 하지만 나는 가능한 범위 안에서 제철에 맞는 유기농 채소를 고르고, 다양한 색깔과 영양소를 갖춘 식재료를 선택하려고 노력했다. 반드시 전부를 유기농으로 채우지 않아도 된다. 가능한 만큼 천천히 바꿔 나가면 된다.

식재료와 함께 중요하게 생각했던 또 한 가지는 조미료였다. 항암 치료 이후 나는 주방의 조미료들을 거의 다 정리하고 새로 채워 넣었다. 소스 하나, 양념 하나에도 무심코 지나칠 수 없는 화학 첨가물들이 너무 많았기 때문이다. 많은 시판 제품에는 방부제, 인공색소, 조미료 등이 포함되어 있는데, 이것들은 하루하루 우리 몸속에 조금씩 축적되면서 '바디버든(Body Burden)'—인체에 쌓인 화학물질의 총량—을 키워나간다. 이 부담이 반복되면 면역계에 영향을 주고, 장기적으로 암이나 기타 질환의 발병 위험을 높일 수 있다.

그래서 나는 전통 발효 방식으로 만든 된장, 간장, 고추장 같은 조미료를 유기농 매장에서 직접 골라 사용하기 시작했다. 성분표를 하나하나 확인하는 것도 습관이 되었고, 설탕 역시 사용하지 않았다. 대신, 배 농축액이나 사과 농축액 같은 자연의 단맛으로 요리의 풍미를 살리는 법을 배웠다. 아들에게 해주는 불고기에도 설탕 대신 배 농축액을 넣고, 자연의 재료로 감칠맛을 냈다. 이런 작은 변화들이 모여 내 주방은 더욱 건강하고 정직한 공간으로 바뀌었다.

신선한 유기농 채소와 건강한 조미료는 단순한 '식재료' 그 이상이다. 그것은 나 자신을 아끼고, 자연과 조화를 이루며 살아가려는 태도의 실천이다. 화려하지 않아도 좋다. 재료 하나하나에 진심을 담아 고르고, 조리하고, 섭취하는 그 모든 과정이 결국 몸과 마음을 회복시키는 치유의 시간이 된다.

암환자, 꼭 유기농 채소만 고집해야 할까?

유기농 채소와 암의 관련성

유기농 채소란 화학비료나 농약을 쓰지 않고 재배한 채소를 말한다. 2009년 프랑스 국립보건원 연구팀은 7만 명을 7년간 추적한 결과, 유기농 채소를 자주 먹은 그룹에서 암 발병률이 약 25% 낮았다고 발표했다. 또 2016년 영국 옥스퍼드대 연구팀이 62만 명의 중년 여성을 9년간 조사한 결과, 유기농 채소 섭취가 일부 암 발생률에 영향을 줄 수 있다는 결과를 내놓았다.

이 연구들은 유기농 채소와 암 발생 간의 '관련성'은 보여주지만, '인과관계'를 증명한 것은 아니다. 연세암병원 종양내과 김한상 교수는 "이 연구들은 후향적 연구로, 단지 상관관계를 보여주는 수준"이라며, "유기농 채소를 먹으면 암 예방에 확실히 도움이 된다고 단정해서는 안 된다."라고 조언했다.

사실, 정말 중요한 건 '생활습관'

프랑스와 영국 연구에서 주목할 부분은 채소 자체가 아니라 채소를 선택한 사람의 '생활습관'이었다. 유기농 채소를 선택한 사람들은 규칙적인 운동, 균형 잡힌 식사, 정기검진 등 건강한 생활습관을 함께 실천하고 있었다. 결국 암 발병률을 낮춘 요인은 유기농 섭취 그 자체보다 삶 전반의 건강 태도였던 것이다.

일반 채소도 '잘 씻으면' 충분히 안전하다

암환자들이 걱정하는 가장 큰 요소 중 하나는 채소에 남아 있는 잔류 농약이다. 하지만 이 역시 올바른 방법으로 걱정을 줄일 수 있다.

심선진 교수는 "일반 채소도 제대로 씻기만 하면 건강에 전혀 문제가 없다."라고 말했다. 또한 김한상 교수 역시 "잔류 농약은 정부에서 기준치를 철저히 관리하고 있으며, 현재 유통되는 채소는 인체에 무해한 수준이다."라고 강조했다.

잔류 농약 제거에 효과적인 '담금물 세척법'

채소를 보다 안심하고 먹을 수 있는 '담금물 세척법'은 아래와 같다.

1. 채소를 큰 볼에 담아 1분간 물에 담가두기
2. 손으로 저으며 조심스럽게 흔들어 씻기
3. 그다음 흐르는 수돗물에 30초 이상 헹구기

식품의약품안전처에 따르면, 이 방법만으로도 잔류 농약과 흙 등 대부분을 제거할 수 있다고 한다. 만약 유기농 채소를 구입할 수 없는 상황이라면, 올바른 세척법으로 안전하게 채소를 섭취해 보자.

암 생존자가 만드는
간단한 항암 식단 레시피 모음집

암을 진단받고 치료를 받은 후, 음식은 내게 단순한 '영양 섭취' 그 이상의 의미로 다가오게 되었다. 매일의 식사는 내 몸을 돌보는 시간이었고, 동시에 무너진 마음을 다독이는 과정이기도 했다. 입맛이 없어 아무것도 먹고 싶지 않은 날도 많았지만, '지금 내가 먹는 한 끼가 내일의 나를 만든다'는 마음으로 식단을 고민했다.

요리를 전공한 것도 아니고 특별히 잘하는 편도 아니었지만, 병을 겪으면서 음식과 건강 사이의 연결고리를 더 깊이 느끼게 되었다. 몸에 좋은 재료를 하나하나 알아가고, 단순하지만 건강한 조리법을 찾는 일은 내게 작은 희망이 되었다. 투병 중에는 '어떻게든 먹어야 한다'는 절박함이 컸지만, 시간이 지나며 '어떤 걸 먹고 싶은지', '무엇을 만들고 싶은지'를 생각하게 되었고, 그러면서 요리가 점점 즐거워졌다.

이 글에 담은 레시피들은 내가 암 치료 종료 후 삶 속에서 꾸준히 해 먹고 있는 음식들이다. 간단하지만 몸에 좋은 재료들로 구성했고, 요리에 익숙하지 않은 분들도 부담 없이 따라 할 수 있도록 정리해 보았다. 특히 워킹맘이거나, 요리에 익숙하지 않은 암환우, 혹은 주변을 돌보느라 자신을 챙기기 어려운 분들에게 조금이나마 도움이 되길 바란다.

. . . .

1. 낫또와 당근을 함께하는 현미 비빔밥

낫또는 항암 효과가 탁월한 식품 중 하나다. 특히 낫또 속에 들어 있는 폴리감마글루탐산은 면역력 증진에 도움을 주는 성분으로 알려져 있다. 나는 낫또를 현미밥 위에 올리고, 간장 한 스푼과 생들기름 한 스푼을 넣어 비볐다. 여기에 김을 곁들이면 감칠맛도 살아나기 때문에, 입맛 없는 날에도 한 그릇을 뚝딱 해치울 수 있다. 그리고 나는 익힌 당근을 함께 넣어 먹었다. 당근은 생으로 먹는 것보다 익혀 먹는 것이 영양 흡수율이 훨씬 높다. 베타카로틴은 기름에 볶을 때 체내 흡수율이 60% 이상까지 올라간다. 실제로 당근을 기름에 살짝 볶아주면 감칠맛도 살고 소화도 잘된다. 이 한 그릇은 아주 간단하면서도 든든하고, 무엇보다 소화가 잘돼서 몸이 약할 때도 부담 없이 먹을 수 있다. 입맛이 없을 때도 들기름과 김의 향이 입맛을 돋워준다. 당근의 식감이 낫또의 끈적임을 중화시켜, 전체적으로 조화로운 한 끼가 된다.

레시피 1   낫또 당근 현미 비빔밥

1. 현미밥 1공기에 낫또 1팩을 올린다.
2. 간장 1T, 생들기름 1T를 넣고 비빈다.
3. 당근은 채 썰어 약불에서 5분 정도 살짝 볶는다.
4. 익힌 당근을 밥에 넣고 함께 비빈다.
5. 김을 곁들여 먹으면 완성!

....

2. 들깨가루가 첨가된 두부 된장

된장은 발효된 콩을 기본으로 하여, 유익균이 풍부하고 면역력 향상에 도움을 준다. 특히 항암 식단에서는 식물성 단백질과 함께 장 건강을 고려하는 것이 중요한데, 이 레시피는 그런 면에서 매우 이상적이다. 나는 기름을 사용하지 않고 끓였는데, 재료 본연의 맛을 살리고 부담 없이 먹을 수 있다. 우선 양파, 대파, 버섯을 잘게 썰어 물을 살짝 붓고 끓여준다. 채소가 어느 정도 익으면 된장 3큰술을 풀어주고, 다진 마늘을 약간 넣는다. 끓기 시작하면 두부를 넣고 숟가락으로 으깨가며 푹 끓여준다. 마지막에 들깨가루 2큰술을 넣고, 불을 끈 후 참기름과 깨소금을 넣으면 완성된다. 밥과 함께 먹어도 좋지만, 나는 익힌 양배추나 상추에 싸서 먹었다. 채소와 함께 먹으면 포만감도 있고 식이섬유 섭취도 늘릴 수 있다. 이 요리는 특히 체중을 관리하고자 할 때, 혹은 위장이 예민할 때에도 부담 없이 먹기 좋다. 들깨의 고소함과 된장의 깊은 맛이 조화를 이루어, 한 끼 식사로 충분히 만족스럽다.

레시피 2 들깨 두부 된장

1. 양파, 대파, 버섯을 잘게 썰어 물을 살짝 붓고 끓여준다.
2. 다진 마늘 1T와 된장 3T를 넣고 볶듯이 끓인다.
3. 물기를 제거한 두부를 넣고 으깨가며 끓여준다.
4. 마지막에 들깨가루 2T를 넣고 조금 더 끓여준다.
5. 불을 끈 후 참기름과 깨소금을 넣어주면 완성!

3. 가지와 애호박을 이용한 라따뚜이

라따뚜이는 채소를 주재료로 한 프랑스식 요리로, 토마토소스를 활용해 다양한 채소를 맛있게 즐길 수 있다. 시판 소스는 방부제나 당분이 많아 암 환우들에게는 권하지 않는다. 그래서 나는 방울토마토, 다진 양파, 마늘을 갈아 직접 토마토소스를 만들었다. 이 소스를 올리브유에 끓이면서 농도를 맞춰주면 기본 베이스 완성이다.

가지와 애호박은 동그랗게 썰어 에어프라이어에서 180도에 5분 정도 구워 미리 준비해 둔다. 토마토소스가 완성되면 구운 채소들을 위에 얹어 함께 끓여 마무리한다. 채소는 그날 냉장고에 있는 것들로 조절하면 되고, 양파나 피망, 버섯 등도 잘 어울린다. 토마토는 익히면 라이코펜 함량이 높아지는데, 이 성분은 항산화 작용이 강해 암 예방에 효과적이다. 기름과 함께 조리하면 체내 흡수도 높아진다. 가지와 애호박은 수분 함량이 높고 식감이 부드러워 소화가 잘된다. 식사를 준비하는 시간이 많지 않을 때 간단히 만들어 먹기 좋은 메뉴다.

레시피 3 수제 라따뚜이 ⚜

1. 가지와 애호박을 동그랗게 썰어준다. 토마토도 같은 모양으로 썰어준다.
2. 가지와 애호박을 에어프라이어에 180도 5분 정도 구워준다.
3. 방울토마토 한 그릇을 양파 반쪽, 마늘 4~5쪽 정도와 함께 갈아준다.
4. 준비된 토마토소스를 올리브오일에 끓여 농도를 맞춰준다.
5. 구운 채소와 토마토를 소스 위에 얹어주면 완성!

4. 들깨가루와 미역귀가 들어간 미역'귀'역국

'미역귀'는 미역의 씨앗 주머니로, 우리가 평소 먹는 미역잎보다 훨씬 두껍고 주름진 생김새를 하고 있다. 미역의 생식기관으로, 후코이단을 포함한 다양한 생리활성 물질이 다량 들어 있다. 후코이단은 특히 암세포를 자살로 유도하는 성질이 있어 항암 효과로 주목받고 있으며, 일본 암학회를 비롯해 다수의 연구에서 그 효과가 입증된 바 있다. 미역귀에는 일반 미역의 7배에 달하는 후코이단이 들어 있어 항암 식단에 매우 유익한 식품이다. 이뿐만 아니라 미역귀는 마그네슘도 풍부하여 어지럼증 완화와 스트레스 감소에도 도움을 준다. 미역국에 미역귀를 함께 넣으면 국물이 더욱 뽀얗게 우러나며, 감칠맛과 깊은 맛이 배가된다.

국을 끓일 때는 전통 방식처럼 참기름에 미역을 볶는 대신, 기름 없이 불린 미역을 바로 끓이는 방법을 사용한다. 이는 발연점이 낮은 기름이 산화되어 건강에 해를 끼치는 것을 막기 위함이다. 대신 국물에는 들깨가루를 듬뿍 넣어 고소함과 영양을 더한다. 들깨에는 혈관 건강에 유익한 리놀렌산이 60% 이상 함유되어 있고, 불포화지방산과 비타민 C도 풍부하여 항산화 및 피부미용에도 도움을 준다.

레시피 4 들깨미역귀역국

1. 미역귀와 마른 미역을 찬물에 10분 정도 불린다.
2. 냄비에 물을 붓고 불린 미역귀와 미역을 함께 넣어 끓인다.
3. 국물이 끓기 시작하면 다진 마늘 1/2T, 국간장 1T를 넣는다.
4. 들깨가루 4T를 넣고 10분 정도 더 끓여준다.
5. 기호에 따라 소금이나 국간장으로 간을 조절한다.
6. 국물이 뽀얗게 우러나고, 미역귀가 부드럽게 익으면 완성!

5. 두유 제조기를 이용해 1분 만에 만드는
토마토 당근주스

아침에 입맛이 없을 때, 혹은 간단하게 건강을 챙기고 싶을 때 나는 이 토마토 당근주스를 찾는다. 두유 제조기만 있으면 단 1분 만에 완성되고, 항암 효과까지 누릴 수 있는 슈퍼 주스다. 이 주스의 핵심 재료는 토마토와 당근. 토마토는 라이코펜이라는 강력한 항산화 성분을 함유하고 있어 세포의 노화를 막고, 면역력 향상 및 전립선암 예방에 탁월하다. 특히 라이코펜은 기름과 함께 섭취하거나 가열했을 때 흡수율이 증가하는 지용성 영양소다. 당근 역시 베타카로틴이라는 대표적인 지용성 항산화 성분을 풍부하게 함유하고 있다. 베타카로틴은 체내에서 비타민 A로 전환되어 시력 보호, 폐 건강, 면역력 증강에 도움을 준다. 특히 당근을 익히거나 기름과 함께 섭취하면 이 영양소의 흡수율이 눈에 띄게 올라간다.

두유 제조기를 이용한 이 주스는 마지막에 올리브오일을 한 스푼 넣는 것이 포인트다. 이 기름 한 스푼이 두 영양소의 체내 흡수를 도와주며, 건강 효과를 배가시킨다. 주스를 마실 때마다 '지금 내 몸에 꼭 필요한 영양을 넣고 있다'는 생각이 들어, 몸뿐 아니라 마음까지 든든해진다. 하루를 건강하게 시작하고 싶은 사람에게 더없이 좋은 선택이다.

레시피 5 초간단 토마토 당근주스

1. 방울토마토와 당근을 1:1의 비율로 준비한다.
2. 두유 제조기에 물 250ml와 함께 넣은 후 주스 또는 영양죽 모드로 작동시킨다.
3. 완성!

일단, 물부터 바꾸자

　물은 단순히 생존에 필요한 요소 그 이상이다. 우리가 흔히 물을 '생명의 근원'이라고 부르는 데는 그만한 이유가 있다. 우리 몸은 약 70%가 물로 이루어져 있으며, 물은 단순히 갈증을 해소하는 수준을 넘어 모든 세포의 기능 유지, 영양소 운반, 체온 조절, 노폐물 배출 등 수많은 생명 활동에 관여한다. 물이 부족하면 우리 몸은 곧바로 기능 저하의 신호를 보낸다. 피로, 두통, 집중력 저하, 변비, 피부 건조 등 작은 이상부터 시작해, 만성적인 탈수 상태가 지속되면 면역력 저하나 감염에 대한 취약성까지 나타날 수 있다.

　특히 암환자의 경우, 수분은 치료 과정의 효율성과 회복속도를 결정짓는 중요한 요소다. 항암 치료나 방사선 치료는 몸에 큰 부담을 주고, 이로 인해 체내 수분 균형이 쉽게 깨진다. 치료 중 구토나 설사, 발열 등으로 인해 탈수가 유발되기 쉽고, 식욕 저하로 물 섭취까지 줄어들면 그 영향은 더욱 커진다. 나는 치료 중 몸이 쉽게 건조해지고, 입안이 헐거나 소변 색이 짙어지는 경험을 하면서 수분의 중요성을 더 깊이 체감했다.

그렇다면 '어떤 물'을 마셔야 하는지에 대해서도 생각해볼 문제다. 시중에서 흔히 볼 수 있는 페트병 생수에는 미세플라스틱이 다량 검출된다는 사실이 잘 알려져 있다. 연구에 따르면 수돗물보다 페트병 생수에 포함된 미세플라스틱 양이 무려 60배 이상 많다고 한다. 우리가 건강을 위해 물을 마시지만, 그 물에 독성 물질이 포함되어 있다면 오히려 몸에 해가 될 수 있다. 그래서 나는 물을 고를 때도 신중했다. 직접 끓인 물, 좋은 정수기를 거친 물, 그리고 미세플라스틱 걱정이 없는 생수 등을 선택했다. '깨끗한 물을 마신다'는 작은 선택이 몸을 돌보는 시작점이 될 수 있다.

물 외에도 건강에 도움이 되는 다양한 차들이 있다. 암 치료 후 나는 매일 아침 하루를 준비하는 첫걸음으로 '차 끓이기'를 선택했다. 겨우살이, 유근피, 개똥쑥을 약한 불에 은근히 끓여 한 잔씩 마시는 것이 나의 일상이었다. 이 약초들은 각각 항염, 항암 작용이 있다고 알려져 있으며 면역력을 회복하는 데에도 도움을 준다. 특히 겨우살이는 혈압을 안정시키고, 유근피는 염증을 가라앉히는 데 효과적이며, 개똥쑥은 항산화 성분이 풍부해 피로 회복에 유익하다. 물론 이런 약차를 하루에 한두 잔 정도 마시는 것은 도움이 되지만, 일반적인 수분 보충용 물로 대체하는 것은 추천하지 않는다. 겨우살이의 경우 이뇨 작용이 강해 체내 수분 손실을 초래할 수 있기 때문이다.

또한, 녹차나 홍차는 오랜 연구를 통해 항암 효과가 입증된 음료다. 녹차에는 카테킨이라는 강력한 항산화 물질이 풍부하게 들어 있는데, 이는 세포의 산화를 막아 암세포의 증식을 억제하는 데 도움이 된다. 한 연구에 따르면 녹차 추출물을 꾸준히 복용한 여성의 절반 이상이 자궁경부암 관련 지표에서 개선된 결과를 보였다. 방광암, 대장암, 유방암, 췌장암 등 다양한 암에 긍정적인 영향을 준다고 보고되고 있으며, 나도 암 치료 이후에는 커피 대신 하루에 한두 잔 정도의 녹차를 마신다.

결국, 물은 단순히 갈증을 해소하는 역할을 넘어서 우리 몸과 마음을 회복시키는 강력한 자원이자 동반자이다. 특히 병을 앓고 난 이후, 나는 하루 중 가장 먼저 하는 일이 '좋은 물을 마시는 것'이 되었다. 좋은 물 한 잔을 마시며 시작하는 하루는 몸을 깨우는 동시에 마음까지 정돈해 주는 느낌을 준다. 암투병을 지나며 느낀 것은 '내가 내 몸을 지키기 위해 할 수 있는 가장 기본적인 행동'이 바로 물을 잘 마시는 것이라는 사실이다.

수분 섭취는 단순한 생활습관이 아니라, 생존과 회복의 핵심 전략이다. 암환자에게, 그리고 모두에게 물은 진정한 생명의 물줄기다. 오늘 하루도 한 잔의 좋은 물로 시작해 보자. 우리 몸은 우리가 마시는 물로 채워지고, 우리의 건강도 거기서부터 다시 시작된다.

✦❀✦❀✦

암환자에게 중요한 이것, 기름

기름은 우리 몸에 꼭 필요한 성분이지만, 이를 섭취할 때에는 주의가 필요하다. 기름은 단순히 에너지원일 뿐만 아니라, 세포막을 형성하는 중요한 역할도 한다. 우리 몸의 세포막은 주로 콜레스테롤로 이루어져 있으며, 이는 결국 기름막이다. 우리가 음식을 통해 섭취한 기름은 몸에서 유익한 프로스타글란딘을 만들어내는 중요한 원료가 된다. 프로스타글란딘은 염증을 조절하고 면역 기능을 강화하는 역할을 하므로, 이를 충분히 섭취하는 것이 암 예방에 도움이 된다. 또한, 좋은 기름은 세포막을 보호하고 혈당을 낮추는 데기여한다. 이렇게 건강한 기름은 우리 몸의 여러 중요한 생리적 과정을 지원하는 데 필수적인 요소가 된다.

하지만 모든 기름이 몸에 좋은 것은 아니다. 기름은 열을 가하면 산화되어 산패되기 쉽고, 그로 인해 몸에 해로운 성분을 만들어낼 수 있다. 기름을 사용할 때 가장 큰 문제는 바로 산화와 산패인데, 이 과정은 기름의 품질을 크게 떨어뜨리고 건강에 부정적인 영향을 미칠 수 있다. 특히 식용유는 열을 가하면 쉽게 산화되고, 산패가 일어나면서 유해한 물질들이 생성된다. 따라서 식용유는 암환자에게 적합하지 않다고 자신 있게 말할 수 있다. 식용유에는 오메가—6 지방산이 과도하게 포함되어 있는데, 오메가—6는 염증을 유발하고 체내 대사율을 떨어뜨리는 성질이 있다. 또한, 가공식품이나 외식업체에서 사용되는 식용유는 값싼 종류가 많아 더욱 산화가 빨리 진행되므로, 암 예방을 위한 식단에서는 특히 피해야 한다.

그러므로 기름을 선택할 때는 신중해야 한다. 몸에 좋은 기름은 산화되지 않고, 영양소를 고스란히 유지할 수 있는 기름이어야 한다. 그중에서도 생들기름은 오메가—3 지방산이 풍부한 기름으로 매우 유익하다. 생들기름은 식물성 기름 중에서 오메가—3 지방산이 가장 많이 포함되어 있으며, 그 비율은 60% 이상에 달한다. 오메가—3 지방산은 염증을 억제하고 심혈관 질환을 예방하는 데 중요한 역할을 한다. 그래서 암 예방을 위한 식단에서는 생들기름을 적극적으로 활용하는 것이 좋다. 또한, 생들기름을 섭취할 때는 저온 압착 방식으로 짜낸 기름을 선택하는 것이 좋다. 저온 압착 방식은 과일이나 씨앗을 압력으로 눌러서 자연 상태 그대로의 기름을 추출하는 방법이다. 이 방식으로 얻은 기름은 비타민, 무기질, 생리활성 물질 등이 풍부하게 보존되어 건강에 더 많은 이점을 준다.

하지만 생들기름은 보관에 신경을 써야 한다. 생들기름은 산패가 빠르기 때문에 신선도를 유지하려면 반드시 냉장 보관을 해야 한다. 또한 한 달 내로 소비하는 것이 바람직하다. 식물성 기름에 포함된 불포화지방산은 화학적으로 불안정해 열과 공기에 노출되면 쉽게 변질되므로, 적정한 기간 내에 소비하는 것이 건강에 유익하다.

'어떤 기름을 선택해야 하는지'뿐만 아니라, 기름을 사용하는 '요리 방법' 또한 중요하다. 예를 들어, 생선은 기름에 굽는 것보다 찌거나 조림으로 조리하는 것이 더 건강하다. 기름에 조리하면 불필요한 지방이 추가될 수 있고, 기름이

산화될 위험도 높아지기 때문이다. 또한, 나물무침이나 채소 요리에는 생들기름이나 신선한 올리브유를 사용하는 것이 좋다. 생들기름은 오메가-3가 풍부하고, 올리브유는 항산화 성분인 폴리페놀을 함유하고 있어 건강에 매우 유익하다. 기름을 선택하고 활용하는 방법에 따라 식사의 건강도가 달라지므로, 암 예방을 위한 식단에서는 기름을 적절히 사용하고 관리하는 것이 매우 중요하다.

결론적으로 기름은 우리 몸에 필수적인 성분이지만, 이를 섭취하는 방법과 선택에 신중을 기해야 한다. 기름을 올바르게 선택하고, 열을 가하지 않은 자연 상태 그대로의 기름을 섭취하는 것이 암 예방과 건강에 큰 도움이 된다. 생들기름과 같은 오메가-3 지방산이 풍부한 기름을 적절하게 활용하고, 기름의 산화와 산패를 피하기 위한 보관법을 지키며, 요리법에 맞게 기름을 사용하는 것이 중요한 요소다. 이를 통해 보다 건강한 식습관을 유지하고, 암 예방에 도움이 되는 식단을 구성할 수 있다.

채소와 곁들여 먹기 좋은
드레싱 모음집

    기나긴 항암 치료의 여정을 마친 후, 우리는 이제 '암 생존자'라는 이름으로 새로운 삶의 단계를 살아가고 있다. 치료가 끝났다고 해서 건강이 완전히 회복된 것은 아니며, 재발 방지와 후유증 관리, 그리고 심리적 안정까지 고려해야 할 부분이 많다. 이때 무엇보다 중요한 것이 바로 식습관이다. 특히 채소 섭취는 암 생존자에게 있어 건강 회복과 유지에 핵심적인 역할을 한다. 채소에는 다양한 종류의 파이토케미컬이 풍부하게 들어 있어 항산화 작용, 면역력 증진, 염증 완화, 해독 기능 향상 등 여러 가지 건강 효과를 기대할 수 있다.

    그러나 아무리 몸에 좋은 채소라 하더라도 끼니마다 생채소를 먹는 것은 쉽지 않다. 씹는 식감에 지치기도 하고, 특유의 풀 맛이나 쓴맛이 입맛을 떨어뜨리기도 한다. 특히 항암 치료 이후 미각이 둔화되거나 특정 맛에 민감해진 경우에는 이러한 문제는 더욱 크게 다가온다. 때문에 채소를 맛있고 지속적으로 섭취할 수 있는 방법을 찾는 것이 중요하다. 그 해답 중 하나가 바로 '드레싱'이다.

드레싱은 단순히 맛을 내기 위한 조미료 그 이상이다. 드레싱에 사용되는 기름, 식초, 향신료, 발효 식품 등은 그 자체로 건강을 도와주는 식재료들이며, 잘만 활용하면 채소의 영양소 흡수를 도와줄 뿐 아니라 입맛을 돋우고 식사에 즐거움을 더해준다. 특히 오일을 활용한 드레싱은 지용성 비타민의 흡수를 촉진해, 채소에 함유된 베타카로틴이나 비타민 K 등의 성분을 효과적으로 섭취할 수 있게 한다.

이 부록에서는 암 치료 후 채소 섭취를 꾸준히 유지하고 싶은 독자들을 위해, 건강에 유익하고 맛있는 드레싱 레시피를 정리하였다. 모든 드레싱은 집에서 간편하게 만들 수 있으며, 각 재료의 건강상 이점도 함께 설명하여 선택의 폭을 넓혔다. 반복되는 식단 속에서도 변화를 주고, 건강과 맛을 모두 챙길 수 있는 방법이 되기를 바라는 마음으로 이 글을 준비하였다. 지금부터 소개할 드레싱 레시피들을 통해 건강한 식탁이 조금 더 풍요롭고 즐거운 시간이 되기를 바란다.

1. 올리브오일 드레싱

재료　올리브유 8T, 레몬즙 4T, 다진 마늘 1t, 소금 1/2t, 후추 1/4t, 홀그레인 머스터드 1T

이 드레싱은 지중해식 식단에서 흔히 사용하는 기본 소스로, 건강한 지방 섭취를 돕는다. 올리브오일은 대표적인 불포화지방산, 특히 단일불포화지방산인 올레산을 풍부하게 함유하고 있어 심혈관계 건강에 매우 유익하다. 항염 효과가 뛰어나며, 올리브오일에 포함된 폴리페놀 성분은 항산화 작용을 통해 암세포의 성장 억제를 도울 수 있다는 연구도 있다. 레몬즙은 비타민 C가 풍부해 면역력 강화에 도움을 주며, 산성 환경이 소화를 촉진해 생채소 섭취 시 속을 편하게 만든다. 마늘은 알리신 성분 덕분에 항균·항바이러스 작용을 하며, 항암 효과가 있는 식재료로도 잘 알려져 있다. 홀그레인 머스터드는 적은 열량으로 음식에 깊은 풍미를 주며, 설탕이나 인공감미료 없이도 맛을 끌어올릴 수 있다. 이 드레싱은 당근, 양상추, 루꼴라 등의 채소와 잘 어울리며, 상큼하고 진한 맛의 조화를 통해 식욕을 자극하는 데 탁월하다.

2. 발사믹 식초 드레싱

재료　올리브유 4T, 발사믹 식초 4T, 다진 마늘 1t

　발사믹 식초는 포도를 발효·숙성시켜 만든 식초로, 항산화 성분인 폴리페놀과 유기산이 풍부하다. 이 성분들은 체내 염증을 완화하고 혈당을 안정시키는 데 도움이 된다. 또한 장내 유익균 증식에 기여하며, 소화 기능을 돕는 효소가 포함되어 있어 채소와 함께 섭취하면 위장 부담을 줄이는 데 유익하다. 올리브오일과 마늘의 건강 효과는 앞서 언급한 바와 같이 항산화·항염 작용에 도움을 준다. 이 드레싱은 특히 구운 채소, 고구마 샐러드와 궁합이 좋다. 천연의 단맛과 산미가 어우러진 드레싱으로, 감칠맛을 살리면서도 건강한 식사를 가능하게 한다.

3. 생들기름 드레싱

재료　생들기름 4T, 다진 마늘 1t, 소금 1/2t(필요시 간장 1T 추가)

　생들기름은 들깨를 볶지 않고 그대로 짜낸 오일로, 가공 과정이 최소화되어 고소한 맛과 영양이 살아 있다. 들깨는 오메가-3 지방산이 풍부하여 뇌 건강과 항염 작용에 효과가 있다. 오메가-3는 면역세포의 균형을 유지하고 항암 효과가 있다는 연구도 있으며, 특히 염증성 질환이나 자가면역 질환 환자에게 도움이 될 수 있다. 마늘과 소금은 단순한 조합이지만 들기름 특유의 고소한 풍미를 보완해 준다. 원할 경우 간장을 소량 추가하면 감칠맛이 살아난다. 이 드레싱은 데친 채소나 생채소, 특히 미나리, 시금치, 오이나 브로콜리 등과 잘 어울린다.

4. 된장 드레싱

재료 된장 1T, 식초 1/2T, 참기름 1/2T, 올리브유 3T, 깨 2T, 물 조금(필요 시 알룰로스 1t 추가)

된장은 발효식품으로 장내 미생물 환경을 개선하고 면역력 증진에 도움을 준다. 된장에는 항암 성분으로 알려진 이소플라본이 포함되어 있으며, 특히 유방암이나 전립선암의 재발 억제와 관련된 연구 결과도 있다. 식초는 소화를 돕고 체내 지방 축적을 억제하는 데 기여한다. 참기름과 올리브유는 각각 세사모닌과 올레산을 포함하고 있어 항산화 작용에 효과적이며, 깨는 칼슘과 식이섬유가 풍부해 골 건강과 장 건강에 좋다. 이 드레싱은 브로콜리, 당근, 셀러리 같은 단단한 식감의 채소와 잘 어울린다.

5. 수제 쌈장

재료 된장 2T, 삶은 고구마 2개, 견과류 1컵, 다진 마늘 3t, 양파 1/4개

일반 시판 쌈장은 당류와 나트륨이 과도하게 들어 있는 경우가 많아 건강에 부담이 될 수 있다. 그러나 수제 쌈장은 건강한 재료를 활용해 맛과 영양을 모두 잡을 수 있다. 삶은 고구마는 천연의 단맛을 제공하며, 베타카로틴과 안토시아닌 등 항산화 물질이 풍부하다. 이 성분들은 세포 손상을 줄이고 면역력 향상에 기여한다. 견과류는 불포화지방산과 비타민 E, 셀레늄 등이 풍부하여 뇌건강과 항산화 작용을 지원한다. 양파는 퀘르세틴 성분으로 혈액순환을 개선하며, 마늘과 함께 면역 기능을 강화하는 데 효과적이다. 이 쌈장은 생야채, 쌈채소뿐 아니라 찐 감자나 고구마와 곁들여도 훌륭하다. 담백하면서도 깊은 맛이 있어 채소 섭취를 더욱 즐겁게 만들어 준다.

지금까지 강조한 식이요법, 정말 중요하다. 우리가 매일 먹는 한 끼가 모여 하루 세 끼가 되고, 하루하루가 모여 한 달, 두 달이 지나면서 우리의 몸을 만든다. 한 끼는 그저 한 끼로 끝나는 것이 아니라, 매일의 선택이 누적되어 결국 나의 건강을 결정짓는 중요한 기준이 된다. 이는 암 치료를 받은 사람에게는 더더욱 그러하다.

나 역시 항암 치료가 끝난 이후 식습관을 완전히 바꾸었다. 처음 6개월간은 고기, 떡, 김치 등 대부분의 탄수화물 및 육류 음식을 먹지 않았고, 유기농 채소, 낫또, 미역국, 녹즙과 당근즙 등 건강한 식단만을 고수했다. 이 변화는 나에게 큰 의미였다. 단순히 '무언가를 제한했다'는 것이 아니라, 내 몸에 귀를 기울이고, 스스로와 약속한 규칙을 성실히 지킨 것이기 때문이다. 건강식으로 몸의 체질을 바꾸고 나자 이후 자극적인 음식에 대한 욕구가 줄었고, 몸이 그 음식을 거부하는 신호를 보내기 시작했다. 예를 들어, 안 좋은 음식을 먹으면 얼굴에 뾰루지가 나거나 발끝이 저린 증상이 나타난다. 이는 내 몸이 보내는 경고이자 회복된 감각이었다.

건강식으로 몸을 변화시키면 나쁜 물질이 들어올 때 바로 그 반응이 나타난다. 이는 단순한 식이요법을 넘어 몸과 대화를 시작한 결과라고 생각한다. 예전에는 배달 음식과 매운 음식을 즐겨 먹었지만, 지금은 그런 음식들이 전혀 당기지 않는다. 오히려 자연의 맛, 채소 본연의 단맛, 고소한 통곡물의 식감이 내 입에 익숙해지고 즐거움이 되었다. 식사는 단순한 생존을 위한 도구가 아닌 치유의 한 과정이 되었다.

그렇다면, 매 끼니를 무조건 건강식으로만 먹어야 할까? 한 번 떡볶이를 먹었다고 해서 죽는 것일까? 물론 그렇지 않다. 암환자에게 식이요법은 매우 중요한 요소이지만, 지나치게 신경을 쓰다 보면 오히려 스트레스를 받게 된다. 건강한 식습관을 유지하는 것이 치료에 도움이 되지만, 그 지나침이 삶의 질을 떨어뜨릴 수 있다. 음식에 대해 지나치게 걱정하는 것은 정신적인 부담을 주고, 그 스트레스가 오히려 건강에 악영향을 줄 수 있다. 암환자에게 중요한 것은 식이요법을 지키는 동시에 일상에서 균형을 잡는 것이다. 때때로 자신을 풀어주는 여유를 가지는 것도 좋다.

실제로 나는 항암 이후 여전히 식단의 기준을 철저히 유지하되, 가끔은 아이와 함께 외식을 하는 날도 있다. 그럴 때 '내가 이걸 먹으면 안 되는데'라며 죄책감을 가지기보다는, 오늘의 한 끼를 즐기고 내일 다시 원래의 리듬으로 돌아가는 마음가짐을 유지하려 한다. 식이요법은 단절이 아니라 흐름이다. 실수해도 괜찮다. 중요한 것은 방향이다.

또한 식이요법은 단지 먹는 것만의 문제가 아니다. 식사를 준비하는 과정, 시장을 보고, 식재료를 다듬고, 요리하는 모든 순간이 치료와 연결되어 있다. 나에게 있어 부엌은 치유의 공간이 되었다. 마음을 담아 요리하고, 그 음식을 가족과 나누며 웃는 것, 그것이야말로 암이라는 병을 이겨낸 이에게 주어진 새로운 삶의 방식일 수 있다.

식이요법이 치료에 끼치는 영향을 설명하는 과학적 근거도 많다. 저염식은 고혈압과 심혈관 질환의 위험을 줄이고, 고섬유질 식단은 장의 건강과 독소 배출을 도우며, 항산화 성분이 풍부한 채소와 과일은 세포 손상을 줄이고 면역 기능을 향상시킨다. 단순히 이론적인 정보가 아닌, 실제로 내 몸이 보여준 변화와 반응을 통해 나는 이 사실을 더 깊이 믿게 되었다.

식이요법은 무엇보다 '지속성'이라는 가치를 바탕으로 해야 한다. 일시적인 다이어트나 유행하는 디톡스와는 결이 다르다. 특히 암 치료를 받은 사람이라면, 단기적인 효과보다 장기적인 건강 유지가 더 중요한 목표이다. 내가 꾸준히 실천하는 식습관은 하루아침에 완성된 것이 아니다. 수많은 시행착오를 거치며 무엇이 나에게 맞고, 어떤 식재료가 내 몸과 궁합이 좋은지 알아가는 과정이었다. 이를 통해 식이요법은 더 이상 외부에서 주어진 처방이 아니라, 나만의 맞춤형 건강 전략이 되었다.

또한 우리는 이 식이요법을 가족과 함께 실천해 볼 수 있다. 내가 음식을 만들고 가족이 그것을 함께 먹는 순간, 우리는 단지 식사하는 것이 아니라 건강을 함께 만들어 가는 것이다. 아이는 브로콜리를 좋아하게 되었고, 남편은 고구마와 잡곡밥을 익숙하게 받아들이게 된 것도 모두 식단의 변화가 가족에게 긍정적인 영향을 끼쳤기 때문이다. 식이요법은 단지 개인적인 실천이 아니라, 가족 공동체를 위한 생활 방식으로까지 확장될 수 있다.

결국 식이요법은 단기적인 목표가 아니라 장기적인 태도다. 그것은 꾸준히 걸어가야 하는 길이다. 우리가 항상 염두에 두어야 할 것은 '암 치료의 진정한 목적이 무엇인가'라는 점이다. 암 치료의 목적은 단지 암을 없애는 것이 아니라 건강한 삶을 지속하고, 가능한 한 자연스러운 수명을 다하는 데 있다. 그 과정에서 완치에 도달한다면 그것은 더할 나위 없는 축복이겠지만, 무엇보다 중요한 것은 삶의 질과 장수라는 본질을 잊지 않는 것이다. 치료와 회복, 그 너머의 삶까지도 고려한 식이요법은, 결국 나와 내 가족 모두를 위한 삶의 기술이다. 그리고 이 기술은 하루하루의 선택에서 시작된다.

건강한 한 끼가 하루를 바꾸고 하루가 인생을 바꾼다. 나의 작은 식단 변화가 오늘의 나를 만들었듯, 지금 당신이 내딛는 한 걸음이 내일의 당신을 바꿀 수 있다. 식이요법은 더 이상 무거운 숙제가 아니다. 그것은 나 자신을 아끼고 사랑하는 가장 현실적인 표현이자, 살아가겠다는 강한 의지의 방식이다.

4-2

다른 누구보다
난 내가 제일 중요해

　　나는 육아 우울증을 겪으며 몸과 정신이 망가졌고, 결국 암
투병까지 하게 되었다. 그 과정에서 나는 많은 장기를 수술로
잃게 되었다. 항암 치료로 병원에 입원해 있으면서 곰곰이 생
각해 보았다. 만약 내가 혼자 육아를 하지 않았더라면, 남편
이나 친정 부모님이 조금 더 도와주었더라면, 심지어 결혼을
하지 않았더라면 내가 암에 걸리지 않았을까? 결과적으로 암
에 걸렸을지는 확신할 수 없지만, 한 가지 분명한 건 내가 어
찌 되었건 우울증을 겪었을 사람이라는 것이다.

현재의 상황에 불만족하는 것. 그것은 결혼 전에도 마찬가지였다. 오히려 심했을 것이다. 타인의 시선에 지나치게 민감했고, 주변 사람들의 말에 휘둘리며 나 자신을 다른 사람과 비교하곤 했다. 나는 잘나지 못한 존재이며, 사랑받지 못하는 존재라 여기며 스스로 위축되었다. 오히려 출산으로 인해 나에게 절대적인 사랑을 주는 존재가 생겨 감사해야 할 따름이다.

우울증의 원인을 현재 상황에서만 찾지 말고, 근본적인 원인을 찾아 변화시켜야 한다. 나와 같은 우울감을 겪는 육아 동지들이 있다면, 심리상담이나 정신과 치료를 적극적으로 고려해 보기를 권한다.

나에게는 심리상담보다 정신과가 더 맞는 방향이었다. 심리상담센터를 방문했을 때, 내 앞에 앉은 소위 '선생님'이라는 사람은 본인의 뜬금없는 자랑을 계속해서 늘어놓았다. '나는 육아할 때 친정어머니, 시어머니가 가까운 곳에 있어서 내가 워킹맘으로 일할 때 도와주었다', '나는 도우미 이모도 있어서 편했다…' 그리고 나의 고민을 본격적으로 털어놓았을 때에도 전혀 공감하지 못하는 불성실한 태도가 계속되었다.

"친정으로 가려면 차로 3~4시간이 걸려요. 게다가 아이가 세 돌밖에 안 되어서 차로 태워 가는 것도 참 힘든 일이에요."

그랬더니 황당하다는 듯한 표정을 지으며 하는 '선생님'의 말.

"카시트로 태우고 가면 되는데 뭐가 힘들어요?"

나는 상담 시간이 끝나지 않았지만 더는 할 말이 없는 것 같다고 하고 자리를 박차고 나와 번호를 차단했다. 그 상담센터에 대한 좋지 않은 리뷰가 있었는데 회사 복지로 무료 방문 상담을 했던 나의 판단미스였다.

물론 사람마다 맞는 치료 방향은 다르다. 많은 사람들이 심리상담센터에서 위로를 얻고 증상이 개선되기도 한다. 주변의 추천을 받아 좋은 센터에서 상담을 받는 것이 중요하다. 나는 상담센터에서의 실패 후 정신과를 찾았다. 정신과에서는 체계적인 질문지를 통해 나의 우울감에 대해 체크했으며, 나의 힘든 상황에 대해 공감해 주고 위로해 주었다.

가벼운 약을 처방받은 것은 덤이다. 정신과에서 처방해 주는 약은 의외로 독하지 않다. 약과 의사를 믿고 건강을 위해 처방받아 보는 것을 추천한다.

내 몸은 다른 사람이 챙겨주지 않는다. 내 몸은 내가 지켜야 한다. 이 명제는 내가 암투병 이후에도 깊이 새기고 있는 문장이다. 식이요법, 운동, 육아 등 모든 것은 누군가가 해 주는 것이 아니라 오롯이 나의 몫이다. 일상생활 속에서 누구보다 내가 제일 중요하며 인생의 1순위라는 사실을 잊지 말아야 한다. 내 몸은 내가 챙겨야 하며, 그 무엇보다 내 몸이 건강해야 나도, 내 가족도 행복할 수 있다.

운동,
진정으로 힘을 되찾는 길

미국인의 40%가 결국에는 암에 걸리게 되지만, 활동적인 사람은 그 확률이 14%에 불과하다고 한다. 특히 격일 간격으로 30분씩 운동하면 유방암에 걸릴 위험이 75%나 줄어든다. 운동이 유방암 발병 위험을 낮추는 효과는 폐경기 이후 여성에게 더욱 뚜렷하게 나타났다. 신체 활동이 모든 암에 대해 예방 효과를 보이는 것은 아니지만, 일부 특정 암에서는 확실히 긍정적인 영향을 미친다.

운동은 단순히 체력을 키우는 것 이상의 많은 유익을 준다. 산소를 싫어하는 암세포의 성장을 억제하고, 혈중 포도당 농도를 안정시켜 암세포가 자라기 위한 연료를 제한한다. 또한 운동은 면역 시스템을 강화하고 림프액의 흐름을 촉진하며, 몸의 해독 시스템을 개선하는 데 중요한 역할을 한다. 스트레스를 더 잘 이겨내도록 돕는 운동은, 전반적인 건강을 증진시키는 중요한 도구가 된다.

암환자에게 신체 활동은 약물보다 암성 피로를 덜어주는 데 더 효과적이다. 미국암협회는 암환자들에게 매주 150분의 신체 활동을 권장하고 있다. 규칙적인 운동은 체내 지방, 근육, 수분, 골격의 비율을 변화시키고, 염증을 억제하며 면역력을 높인다. 하지만 무리하게 운동할 필요는 없다. 특히 항암제 치료 후 36시간 동안은 격렬한 운동을 피해야 한다. 항암제의 종류에 따라 운동 능력이 저하되거나, 심장과 폐에 독성을 미칠 수도 있기 때문이다. 열이 나거나 감염이 있을 때, 영양이 부족한 상태, 뼈에 전이가 된 경우 등에서 운동은 오히려 위험을 초래할 수 있다.

운동의 중요한 포인트는 강도가 아니라 지속성이다. 매일 지치지 않고 꾸준히 할 수 있는 운동을 선택하는 것이 좋다. 저강도 운동으로는 맨발 걷기를 추천한다. 맨발로 걷는 것은 지구의 음극성과 우리 몸의 전기적 균형을 맞춰주는 효과가 있다. 지구는 음극성을 띤 전자를 포함하고 있으며, 맨발로 땅을 밟으면 이 전자들과 우리의 몸이 상호작용을 하게 된다. 그 결과, 우리 몸의 전기적 균형이 맞춰지고, 면역력과 건강이 향상된다.

암은 산성 환경에서 잘 자라며, 활성 산소는 우리 몸을 산성으로 만든다. 과식이나 과도한 운동, 급한 호흡 등은 활성 산소를 증가시킨다. 그러나 맨발 걷기는 몸의 전기적 균형을 맞추고, 염기성을 높여 암세포의 성장을 억제할 수 있다. 또한, 맨발 걷기는 스트레스를 줄이고 면역력을 향상하는 데도 효과적이다. 스트레스와 면역력 저하는 암 발병에 영향을 미치기 때문에, 스트레스 감소는 암 예방에 간접적으로 기여할 수 있다.

또한 자연 속에서 맨발로 걷는 것은 스트레스 해소에 더욱 효과적일 수 있다. 많은 사람들이 초록 잎이 우거진 숲속에서의 산책을 통해 스트레스를 푸는 경험을 한다. 이는 단순한 기분이 아니라, 실제로 자연 속에서 땅과 발을 맞대는 것이 심리적 안정과 스트레스 감소에 도움을 준다는 연구 결과가 있다. 2018년 한국자연치유학회지에 발표된 연구에서는 삼림욕이 사회적, 직무적 스트레스를 완화하는 데 큰 영향을 미친다고 밝혀졌다.

따라서 꾸준한 운동은 신체 건강뿐만 아니라 정신 건강에도 매우 긍정적인 영향을 미친다. 맨발 걷기를 꾸준히 실천하면 심혈관 건강이 개선되고, 근육이 강화되며, 체중 감량과 유지에도 도움이 될 수 있다. 자연 속에서 맨발로 걷는 활동은 우리 몸과 마음을 동시에 치유하며, 암 예방에 중요한 역할을 할 수 있다.

몸과 마음을 위한
필수 영양제

화학요법이나 방사선 치료는 암세포를 죽이는 데 효과적이지만, 동시에 인체의 건강한 세포에도 부정적인 영향을 미칠 수 있는 독성 작용을 가지고 있다. 이로 인해 치료가 진행되는 동안 환자의 건강 상태에 따라 여러 가지 부작용이 발생할 수 있으며, 이는 환자에게 큰 고통을 초래할 수 있다.

하지만 연구에 따르면, 영양 상태가 양호한 암환자는 화학요법이나 방사선 치료로부터 보다 효과적으로 보호받을 수 있다고 한다. 적절한 영양소 섭취는 건강한 세포를 보호하고 암세포는 더 취약하게 만들어 치료의 효과를 극대화하는 데 도움을 줄 수 있다. 다시 말해, 충분하고 균형 잡힌 영양은 치료가 보다 암에 특이적으로 작용할 수 있도록 도와주며, 이로 인해 건강한 세포에 미치는 피해를 최소화할 수 있다. 이를 통해 암 치료의 부작용을 줄이고, 환자의 전반적인 건강을 유지하는 데 중요한 역할을 할 수 있다.

우리 주변에 암 예방을 위해 섭취할 수 있는 다양한 영양제들이 있지만, 너무 많은 영양제를 과도하게 챙기려고 하면 금전적인 부담을 느낄 수 있으며, 일부 영양소는 실제로 몸에 필요하지 않거나 과잉 섭취가 오히려 해로울 수 있다. 이번에는 암 예방에 도움을 줄 수 있는, 과학적으로 근거가 확실한 영양소들에 대해 소개하고자 한다. 이러한 영양소들은 실제로 건강에 이로운 영향을 미칠 수 있으며, 암 치료와 예방을 위한 기본적인 가이드라인으로 유용하게 활용될 수 있다.

1. 종합비타민

　비타민과 미네랄은 우리 몸에서 필수적인 역할을 한다. 비타민은 주로 에너지 생성을 돕고, 미네랄은 구조적인 기능을 하거나 비타민이 제대로 작용할 수 있도록 돕는다. 이처럼 비타민은 공장에서 일하는 노동자와 같다고 비유할 수 있다. 하지만 대부분의 사람들은 비타민이 부족한 상태에 있으며, 하루 권장량을 섭취하지 못하는 경우가 많다. 이는 건강에 여러 가지 부정적인 영향을 미칠 수 있기 때문에 충분한 비타민 섭취가 중요하다.

　항암 치료를 받는 환자들에게 특히 비타민과 미네랄의 역할은 중요하다. 항암 치료 중에는 입안이 헐거나, 입맛이 없거나, 극심한 피로감을 호소하는 경우가 많다. 이러한 증상들은 치료의 부작용으로 발생할 수 있으며, 환자에게는 상당히 불편하고 고통스러울 수 있다. 이때, 종합 비타민제가 큰 도움이 될 수 있다. 종합 비타민제에는 여러 가지 비타민과 미네랄이 포함되어 있어, 이 성분들이 점막의 재생을 돕고 피로를 줄이며, 입맛을 회복하는 데 중요한 역할을 한다.

하지만, 일부 경우에는 주의가 필요하다. 예를 들어, 갑상선암 수술 후 방사선 치료를 받는 환자는 종합 비타민제의 섭취를 일시적으로 중단해야 한다. 종합 비타민제에 포함된 요오드 성분이 방사선 치료에 영향을 줄 수 있기 때문이다. 따라서 방사선 치료 중에는 전문가의 조언을 받아야 한다.

결론적으로, 항암 치료를 받는 환자들에게 비타민과 미네랄의 적절한 섭취는 치료 효과를 높이고, 부작용을 최소화하는 데 중요한 역할을 한다. 하지만 영양제 섭취는 전문가와 상의하여 적절히 조절하는 것이 필요하다.

◆ ◇ ◇ ◆ ◇ ◇ ◆

2. 프로바이오틱스(유산균)

엘리 메치니코프 교수는 1908년 면역계 연구로 노벨상을 수상한 후, 요구르트를 만드는 세균인 락토바실러스(Lactobacillus)를 발견하고 "죽음은 대장에서 시작된다."는 강력한 주장을 펼쳤다. 실제로, 우리의 장은 현대인의 식습관과 환경적인 요인으로 인해 불균형한 세균들로 가득 차 있다. 장 속의 세균들은 우리의 면역 체계와 밀접하게 연결되어 있으며, 장 건강은 전반적인 건강에 큰 영향을 미친다.

현대인들의 식단은 기름과 설탕이 과다하고, 섬유질이 부족한 경우가 많다. 또한, 요구르트나 김치 같은 유익한 미생물들이 풍부한 음식을 섭취하는 대신, 항생제를 자주 복용하고, 스트레스에 노출되는 일이 많다. 이런 상황은 장 내에서 우호적인 세균들이 감소하고, 유해한 세균들이 과도하게 증식하는 원인이 된다. 이로 인해 장 속의 균형이 깨지고, 건강에 큰 영향을 미칠 수 있는 '불량생물화(dysbiosis)'가 발생한다.

장 내 좋은 세균들은 대장의 면역 기능을 돕고 면역계에 중요한 영양분을 공급한다. 그러나 불균형한 세균 환경에서는 곰팡이와 같은 유해한 미생물들이 과도하게 자라며, 장벽을 넘어서 신체 전반에 영향을 미칠 수 있다. 결국 장 건강의 악화는 면역 체계를 약화시키고, 질병을 일으키는 주된 원인 중 하나가 된다.

이러한 이유로 유산균 섭취는 암환자에게 매우 중요한 요소로 작용한다. 면역계의 40% 이상이 장과 관련된 시스템에서 형성된다는 점을 고려할 때 장 건강이 좋다면 암환자의 회복이 촉진될 수 있으며, 반대로 장 상태가 나쁘면 치료가 어려워질 수 있다. 유산균을 포함한 프로바이오틱스는 장 내 우호적인 세균의 성장을 돕고, 면역 체계를 강화하는 데 큰 역할을 한다. 특히 암 치료 중 면역력을 높이고 치료 부작용을 줄이는 데 유익한 영향을 미친다.

결국, 장 건강을 지키는 것은 단순히 소화 기능을 넘어서 전신 건강과 면역 체계의 핵심적인 부분이다. 암환자가 유산균을 포함한 프로바이오틱스를 꾸준히 섭취하는 것은 치료와 회복에 큰 도움이 될 수 있다.

✦☼☗✦☗☼✦

3. 비타민 D

우리 몸의 세포는 본래 암을 유발할 수 있는 '발암 유전자' 를 가지고 있다. 이 발암 유전자가 비정상적으로 활성화되면 암이 발생할 수 있는데, 비타민 D는 이러한 유전자들이 잘못 작동하는 것을 막아준다. 비타민 D는 암세포의 성장을 억제하고 세포 분화를 촉진하여 미성숙 세포가 암세포로 변하는 것을 방지하며, 늙거나 병든 세포들이 자발적으로 죽을 수 있도록 유도한다. 또한 신생혈관의 형성을 억제하여 암세포의 전이를 막는 데 중요한 역할을 한다. 이러한 항암 효과 덕분에 비타민 D는 암 예방과 치료에 중요한 역할을 한다고 알려져 있다.

여러 연구 결과에 따르면, 혈중 비타민 D 농도를 일정 수

준 이상 유지하는 것만으로도 대부분의 암을 예방할 수 있다. 예를 들어 혈중 비타민 D 농도가 50ng/ml 이상일 경우, 대부분의 암 발생의 50%를 예방할 수 있다고 한다. 대장암의 경우 혈중 농도가 30ng/ml 이상이면 50%의 예방 효과를 볼 수 있으며, 유방암은 42ng/ml일 때 30%, 52ng/ml 이상일 때 50%의 예방이 가능하다. 반대로, 20ng/ml 이하일 경우 대장암, 전립선암, 유방암에 걸릴 확률이 30% 증가한다고 한다. 그러나 놀랍게도, 우리나라 국민의 평균 비타민 D 농도는 16.1ng/ml로, 전 국민의 80~90%가 비타민 D 결핍 상태에 있다. 특히 야외 활동이 줄어들고 햇볕을 쬘 기회가 적은 암환자들은 비타민 D 부족에 빠지기 쉬운 상황이다.

한편 비타민 D와 대장암과의 관계에 대한 연구가 많이 이루어졌으며, 그 결과 비타민 D가 대장 점막 세포의 성장을 조절하고 염증을 줄여주는 역할을 한다는 사실이 밝혀졌다. 또한, 비타민 D가 대장암세포의 사멸을 유도할 수 있다는 실험적 증거도 존재한다. 유방암에 대해서도 비타민 D의 긍정적인 영향이 많은 연구를 통해 확인되었으며, 비타민 D

수치가 높은 여성에서 유방암 발생 위험이 낮아졌다는 결과가 보고되었다. 또한 폐경 이후 여성들이 칼슘과 비타민 D를 함께 복용했을 때 암 발생률이 60% 감소한 연구도 있었다. 칼슘만 복용했을 때보다 효과가 더 우수했으므로 이는 비타민 D가 암 발생을 억제하는 효과가 있음을 시사한다.

비타민 D의 적정 혈중 농도는 30~100μg로 알려져 있으며, 항암 효과를 얻기 위해서는 혈중 농도가 최소 50~60ng/ml 이어야 한다. 혈액 검사로 비타민 D 수치를 확인한 후, 부족한 경우에는 주사제를 통해 보충할 수 있다. 예를 들어, 콜리칼시페롤 100,000IU를 근육 주사로 처방하면 혈중 비타민 D 농도가 평균 20ng/ml 상승하며, 그 효과는 약 3개월간 유지된다.

비타민 D는 지용성 비타민으로 우리 몸에 쉽게 흡수되지는 않지만, 빠르게 배출되지는 않는다. 일반적으로 비타민 D의 권장 섭취량은 400~800IU로 알려져 있지만, 체내 혈중 농도 유지를 위해서는 1,000IU, 2,000IU, 5,000IU 등의 고용량 제품을 복용해야 한다. 연구에 따르면, 도심에 거주하는 일반인이 1,000IU를 섭취하면 50%가 30㎍ 이상의 농도로 비타민 D 농도가 상승하고, 2,000IU를 섭취하면 거의 모든 사람들이 비타민 D 농도가 30㎍ 이상으로 증가한다고 한다.

대장암, 유방암, 전립선암의 발병 위험이 높은 사람은 매일 2,000~3,000IU의 비타민 D를 섭취하는 것이 바람직하다. 암 진단을 받은 환자들도 혈중 비타민 D 농도를 측정한 뒤, 부족하면 비타민 D 제제를 섭취하는 것이 좋다. 하버드 대학교 보건대학원의 연구에 따르면, 매일 2,000IU의 비타민 D를 투여하는 것이 효과적이라고 한다. 비타민 D 수치가 20ng/ml인 경우, 2,000IU를 섭취하면 3~4개월 후에는 비타민 D 수치가 40ng/ml 이상으로 올라갈 수 있다. 항암 효과를 얻기 위한 비타민 D의 최소 혈중 농도는 40ng/ml 이상이어야 하며, 이를 유지하려면 매일 2,000~3,000IU를 꾸준히 섭취해야 한다. 결론적으로, 비타민 D는 암 예방과 치료에 중요한 역할을 하는 영양소로, 적절한 섭취가 암 발병 위험을 낮추고 면역 체계를 강화하는 데 도움이 된다. 비타민 D 수치를 체크하고, 부족하면 보충하는 것이 암 예방과 치료에 있어 중요한 전략이 될 수 있다.

✦⦁⦁✦⦁⦁✦

4. 오메가-3

오메가-3 보충제가 암 예방과 치료에 중요한 역할을 한다는 사실이 다양한 연구에서 확인됐다. 2024년 국제암저널(International Journal of Cancer)에 게재된 연구에 따르면, 오메가-3와 오메가-6의 수치가 높을수록 암 발생률이 낮아지는 경향이 있다고 한다. 10여 년 동안 25만 명의 건강 상태를 추적한 결과, 오메가-3 수치가 높은 사람들에서 대장암, 위암, 폐암 발생률이 낮았고, 오메가-6 수치가 높은 사람들에서는 뇌암, 악성 흑색종, 방광암 등 열네 가지 암 발생률이 감소한 것으로 나타났다.

오메가-3는 우리 몸에서 합성되지 않는 필수 지방산으

로, 암세포가 성장하는 데 중요한 역할을 하는 베타카테닌 단백질을 분해해 암세포의 증식을 막는다. 실제로 유방암을 일으킨 쥐를 대상으로 한 연구에서, 오메가−3 지방산을 섭취한 그룹이 오메가−6 지방산을 섭취한 그룹보다 종양 생성 속도가 느리고 면역세포의 활동이 활발한 것으로 나타났다. 또 다른 연구에서는 오메가−3 지방산을 섭취한 그룹의 유방암 발병률이 14% 낮았다는 결과도 있다.

또한, 오메가−3는 '혈관 청소부'로 불리며, 혈관 내 지방 생성을 억제하고 중성지방 수치를 낮추는 효과가 있다. 세포막의 건강을 유지하는 데 도움을 주어 산소, 영양소, 호르몬이 세포에 원활하게 공급되도록 돕는다. 이로 인해 암 예방뿐만 아니라 암 치료 효과를 증진시키는 데에도 중요한 역할을 한다.

오메가−3와 오메가−6는 등 푸른 생선, 견과류, 식물성 기름에 풍부하게 포함되어 있지만, 많은 사람들이 권장량을 충분히 섭취하지 못하는 실정이다. 오메가−3가 부족하면 세포가 경직되고 염증이 증가하여 심혈관 질환, 뇌 질환 등의 위험이 높아질 수 있다. 꾸준히 오메가−3를 섭취하는 사람들은 암 발생 위험이 낮다는 독일 취리히대 연구 결과도 있다.

오메가-3는 자연적으로 체내에서 생성되지 않기 때문에 반드시 음식을 통해 섭취해야 한다. 예를 들어, 고등어 한 토막에는 0.5~1g의 오메가-3가 포함되어 있으며, 이는 한국영양학회가 제시한 하루 권장량(남성 2.7g, 여성 2.1g)의 절반에 해당한다. 고등어 외에도 꽁치, 굴비, 연어 등에도 오메가-3 지방산이 풍부하다. 또한, 오메가-3는 조리법에 따른 영양 손실이 적어, 편리한 방법으로 조리하여 섭취할 수 있다. 생선 비린내나 중금속이 걱정된다면, 피스타치오, 잣, 아몬드, 호두 등 견과류를 통해 오메가-3를 섭취하는 것도 좋은 방법이다. 특히, 호두에 들어 있는 오메가-3는 혈중 콜레스테롤을 낮추고 혈압을 개선하는 데 효과적이다.

음식으로 충분히 섭취하는 것이 어려운 경우, 오메가-3 영양제를 통해 보충할 수 있다. 캡슐이나 액상 형태로 섭취 가능하며, 점심 식사 전후로 먹으면 흡수율이 높아지고 위장 장애도 줄일 수 있다. 다만, 영양제를 고를 때에는 산패된 제품을 피하기 위해 캡슐을 터뜨렸을 때 비린내가 나는지 확인해야 한다.

특히 오메가-3는 만성 염증을 줄이는 데 효과적이며, 암 발생 가능성을 낮추는 데 중요한 역할을 한다. 최근 연구에서는 오메가-3 농도를 높였을 때 유방암 환자의 생존 기간이 늘어났다는 결과도 보고되었다. 미국의 유방암 전문병원에서는 유방암의 재발을 줄이기 위해 고용량 오메가-3를 환자에게 권유하고 있다. 또한 오메가-3는 유방암 환자가 경험하는 피로감을 줄이는 데에도 효과가 있다.

결론적으로 오메가-3는 암 예방과 치료에 중요한 영향을 미치는 지방산으로, 꾸준히 섭취하는 것이 건강에 많은 이점을 가져다준다. 음식을 통한 적절한 섭취와 영양제를 활용하는 방법이 오메가-3의 효과를 극대화할 수 있다.

5. 비타민 C

마지막으로 추천하는 영양소는 비타민 C이다. 사실 비타민 C의 항암 효과에 대한 연구 결과는 일정하지 않다. 비타민 C를 경구로 투여했을 때 혈중 농도가 충분히 올라가지 못해 효과가 없다는 결과도 있지만, 고농도 비타민 C를 주사로 투여했을 때의 항암 효과는 밝혀진 바 있다.

암환자는 건강한 사람에 비해 비타민 C 농도가 낮다. 수술이나 항암제 치료, 방사선 치료를 받을수록 농도는 더욱 낮아진다. 그러나 비타민 C는 다양한 기전으로 항암 효과를 보인다. 유방암 환자에게 방사선 치료와 함께 비타민 C를 병행했을 때 재발률이 현저히 감소한 것으로 나타났으며, 난소암 환자에게는 항암제 치료와 병행했을 때 부작용이 줄어들고 암의 진행을 억제하는 기간이 길어진 것으로 보고되었다.

하루에 비타민 C 3~18g을 복용하면 좋다. 비타민 C는 강력한 항산화 작용과 NK 세포 활성 증강을 통해 암세포의 괴사를 간접적으로 유발할 수 있다.

4-5

치유의 잠:
수면의 진정한 중요성

　암환자들에게 음식과 운동은 중요한 요소이지만, 그보다 먼저 살펴야 할 것이 있다. 바로 '잠'이다. 잠이 충분히 이루어져야만 신체가 회복될 수 있으며, 그 이후에 음식과 운동을 통해 몸을 더욱 건강하게 관리할 수 있다.

　유럽에서 2만 5천 명을 대상으로 수면 시간과 암 발생 위험에 대한 연구가 진행된 적이 있다. 그 결과, 수면 시간이 6시간 이내인 사람이 7시간 이상 수면을 취한 사람보다 암 발생 위험이 40% 더 높다는 결과가 나왔다. 또한 연구에 따르면 잠을 충분히 못 잘 경우 유방암, 간암, 폐암, 전립선암, 대장암 등 여러 종류의 암에 걸릴 위험이 크게 증가한다고 밝혀졌다. 예를 들어, 유방암과 간암의 경우 44%, 폐암은 34%, 전립선암은 42%, 대장암은 76% 더 높은 확률로 발생한다고 한다.

잠이 부족하면 면역력이 떨어지고, 이는 암 치료 중에도 큰 영향을 미친다. 특히 유방암 환자의 경우 수면 시간이 짧을수록 암이 재발할 가능성이 높다는 연구 결과도 있었다. 잠을 자는 동안 우리의 몸은 회복되고 에너지를 보존하며 중요한 호르몬들이 분비된다. 또한 체내의 독소가 제거되고 각종 신체 기능이 조절되는데, 이 모든 과정이 잠을 잘 자야만 이루어진다. 그렇기 때문에 잠이 부족하면 신체의 균형이 깨지게 된다.

암 치료 중에는 피로가 심해지고, 그로 인해 낮에 자주 쉬게 되는 경우가 많다. 그러나 낮 동안 활동을 줄이면 밤에 잠을 이루기 어려워질 수 있다. 그래서 무리하지 않는 범위에서 산책이나 스트레칭, 가벼운 운동을 하는 것이 좋다. 이는 밤에 잠을 잘 자는 데 도움이 되며 암성 피로를 완화하는 데도 효과적이다. 또한 아침에 30분 정도 외부에서 햇볕을 쬐는 것도 피로 해소에 도움이 될 수 있다. 산책 또는 간단한 앉기라도 따뜻한 햇볕을 쬐며 해 보자.

　잠을 잘 자기 위해서는, 잠을 자는 시간을 정하는 것보다 아침에 일어나는 시간을 일정하게 정하는 것이 도움이 될 수 있다. 밤에 무리하게 잠을 자려고 하면 오히려 더 잠이 안 올 수 있다. 잠을 자야 한다는 강박감이 오히려 잠을 방해할 수 있기 때문에, 잠이 오지 않는다고 너무 걱정하지 말고 가벼운 마음으로 받아들이는 것이 좋다. 불면증을 너무 심각하게 생각하지 말고, 조금 피곤하더라도 같은 시간에 일어나 활동을 시작하는 것이 더 도움이 될 수 있다.

　나는 잠을 제대로 자지 못할 때 눈이 매우 퀭해지는 것을 느낀다. 특히 건강식을 고수하면서 체중이 줄어들었는데, 그 결과 얼굴에 살이 빠지면서 눈이 움푹 들어간 느낌이 들 때가 잦아졌다. 잠이 부족할 때 특히 증세가 심해졌는데, 잠이 부족하면 기억력과 집중력이 떨어지고 감정 기복이 심해지는 등 여러 부정적인 변화가 나타나게 된다. 이 모든 것을 관리하기 위해서는 우선적으로 '잠'의 중요성을 인식하고, 나의 컨디션을 먼저 챙기는 것이 필요하다.

나는 암을 통해
삶을 배웠다

　폐의 기능이 절반, 간의 기능이 2/3만 남아도 우리는 생명을 유지할 수 있다고 한다. 혈액 또한 1/3 이상이 소실되지 않는다면 생명이 위협받지 않는다고 한다. 많은 사람들이 암에 걸리면 곧 죽음에 가까워진다고 생각하지만, 의외로 우리 몸은 매우 강력하고 놀라운 능력을 가지고 있어 죽음에 이르는 것이 그리 쉬운 일이 아니다. 사실 우리가 암이라는 병을 마주했을 때 가장 두려워하는 것은 죽음 그 자체이지만, 죽음은 결코 쉽게 다가오는 것이 아니다. 많은 이들이 암을 만난 후 죽음만을 떠올리지만, 우리는 조금 더 넓은 시각을 가지고 이 상황을 바라볼 필요가 있다.

암세포를 우리 삶의 동반자로 받아들여 보는 건 어떨까? 암이 있다고 해서 인생을 포기하거나, 죽음을 향해 서두를 필요는 없다. 암이 있다는 사실을 받아들이고, 그것과 함께 여유롭고 평화롭게 살아가는 것이 더 나은 삶의 태도일 수 있다. 사실 스트레스를 많이 받으면 면역력이 떨어져 치료 효과도 떨어지기 때문에, 긍정적인 마음을 가지는 것이 중요하다. 암이 있다고 해서 삶의 의미가 사라지는 것은 아니다. 오히려 암을 통해 우리가 깨닫고 배울 수 있는 것이 많다는 것을 알게 된다.

암 치료의 목적을 다시 한번 생각해 보자. 우리가 암 치료를 하는 이유는 단지 암세포를 모두 없애기 위해서만이 아니다. 치료의 진정한 목적은 현재 상태에서 더 오래, 더 건강하게 살기 위한 것이다. 그리고 그렇게 살아가다 보면, 언젠가는 완치라는 기적을 경험할 수도 있다. 하지만 완치가 꼭 목표가 되어서는 안 된다. 우리의 목표는 삶의 질을 높이고, 남은 시간을 더욱 풍성하고 의미 있게 보내는 것이다. 완치가 될 수도 있지만, 그것이 반드시 최선은 아니다. 가장 중요한 것은 매일을 감사하고, 현재의 소중함을 깨닫고 살아가는 것이다.

나는 암을 겪고 나서 인생의 많은 것을 배우게 되었다. 암이 내 삶에 끼친 영향은 결코 작은 것이 아니었다. 처음에는 두렵고, 불안하고, 모든 것이 끝나버린 것 같았지만, 시간이 지나면서 나는 다른 시각으로 삶을 바라보게 되었다. 암을 통해 나에게 진정 중요한 것이 무엇인지를 깨달았고, 그것은 바로 내 가족과의 시간, 그리고 하루하루의 소중함이었다. 암이라는 존재가 나의 삶에 큰 영향을 미쳤지만, 그것을 극복하고 살아가는 과정에서 나는 더 강해졌고, 삶의 의미를 더 깊이 느끼게 되었다.

사실 지금도 가끔은 미래가 두렵고 벅차게 느껴질 때가 있다. 전이된 암 덩어리가 몸에서 터지기까지 한 내가 재발이 될지 안 될지는 신만이 아실 일이다. 다만 나는 지금 이 순간에 집중하고 있다. 지금 내가 해야 할 일은 하루하루를 의미 있게 보내고, 사랑하는 사람들과 함께하는 시간을 소중히 여기며, 남은 시간을 행복하게 살아가는 것이다.

내가 암을 겪으면서 얻은 가장 큰 교훈은 바로 '행복'이다. 암이라는 병은 내게 두려움과 고통을 주었지만, 그것을 통해 나는 진정한 행복이 무엇인지 깨달았다. 작은 것에서 행복을 느끼고, 가족과 친구들의 소중함을 알고, 내가 살아갈 이유를 찾았다. 암 덩어리가 내 몸에 있었다는 사실이 가끔은 나를 힘들게 만들기도 하지만, 그것이 내게 가르쳐준 삶의 교훈은 훨씬 더 크고 깊다. 나의 삶에 열정과 활기를 불어넣어 준 암, 사실 그 암에게 감사함을 느끼기도 한다.

결국, 내가 살아가는 이유는 '지금' 이 순간을 온전히 살아가기 위함이다. 미래는 알 수 없지만, 중요한 것은 현재를 어떻게 살아가느냐이다. 암이 내 삶을 바꿨다고 해서 그것이 나를 약하게 만들지는 않았다. 오히려 그 경험을 통해 나는 더욱 강하고 의미 있는 삶을 살게 되었다. 암이 있어도 그

속에서 배우고 성장하며, 남은 삶을 최대한 즐기고자 하는
마음을 가진다면, 내 삶은 그 어느 때보다도 빛날 것이다.

에필로그

열심히 공부한 끝에 처음으로 입학한 대학교는 바로 연세대학교였습니다. 우리나라에서도 손꼽히는 명문대. 저는 그 대학의 새내기가 되었을 때, 참 많은 기대와 걱정을 안고 있었던 것 같습니다. 그중에서도 가장 기억에 남는 수업은 '글쓰기' 수업이었습니다. 모든 신입생이 들어야 했던 필수 교양이었죠.

하지만 솔직히 말해 그 당시의 저는 딱히 글쓰기에 관심도 없었고, 대학에 입학한 목적조차 막연했습니다. '대학에 가면 뭔가 달라지겠지', '좋은 학교에 가면 인생이 풀리겠지' 그런 흐릿한 기대만 안고 들어간 대학이었기에, 글쓰기 수업은 그저 '해야 하니까 듣는 수업'일 뿐이었습니다.

그리고 결과는…, 참담했습니다. 부끄럽지만, 그 수업에서 제가 받은 학점은 C0. 사실상 낙제 직전의 점수였습니다. 지금 생각해 보면 웃음이 나기도 하지만, 그때의 저는 꽤 충격을 받았습니다. 글 하나 제대로 못 쓴다는 사실에 자존감이 무너졌고, '나는 글을 잘 쓰는 사람이 아니구나'라는 딱지를 스스로에게 붙이고 말았습니다. 교수님도 제 글이 마음에 들지 않으셨던 걸까요? 재수강 대상이 되는 D 대신 C0를 주셨다는 건, 어쩌면 다시 보기도 싫으셨던 것 아닐까 싶기도 합니다. 그 후로 저는 자연스럽게 글쓰기와 멀어졌고, 그 멀어짐은 글에 대한 흥미까지 앗아갔습니다. 글을 쓰는 사람은 따로 있는 거라고 생각했고, 저는 그런 사람이 아니라고 단정 지었습니다.

그런 제가 지금, 책을 쓰고 있습니다. 그리고 이 책이, 이제 여러분의 손에 닿게 되었습니다. 정말 아이러니하죠. 글에 소질이 없다고 스스로 단정 지었던 제가 SNS를 통해 건강 정보를 전하며 수많은 이들과 마음을 나누었으며, 어느새 이렇게 책까지 출간하게 되었으니까요.

이 모든 변화는, 역설적이게도 암이라는 병을 통해 시작되었습니다. 삶이 송두리째 무너졌다고 느꼈던 그날, 저는 다시 태어나는 법을 배워야 했습니다. 건강을 잃고 나서야 비로소 진짜 '살아야겠다'는 절박함을 느꼈고, 고통 속에서도 무언가를 기록하고, 나누고, 연결하고 싶다는 열망이 생겼습니다.

종양 제거 수술을 받고, 항암 치료와 방사선 치료까지 마친 뒤, 몸도 마음도 망가진 상태로 다시 '삶'이라는 이름의 길 위에 섰습니다. 그로부터 1년이 넘는 시간이 흘렀고, 저는 그렇게 조금씩, 아주 조금씩 다시 살아가는 법을 배워왔습니다.

그리고 지금, 제 삶은 놀라울 정도로 달라졌습니다. 죽음을 마주했기 때문에 삶이 얼마나 아름다운지 알게 되었고, 고통을 겪었기 때문에 공감이 무엇인지 알게 되었고, 모든 것을 내려놓았기 때문에 진짜 나에게 집중하는 방법을 배웠습니다. 이 책은 그런 저의 여정을 담은 기록이자, 여러분과 나누고 싶은 '진짜 삶'에 대한 이야기입니다. 전문적인 건강

지식도 담았지만, 그보다 더 진하게 녹아 있는 건 '버티고, 이겨내고, 다시 꿈꾸는 사람의 이야기'입니다.

글쓰기를 두려워했던 저, 글쓰기 수업에서 C0를 받았던 저는 이제 더 이상 글을 두려워하지 않습니다. 비록 화려한 문장은 아니더라도, 진심을 담아 전하는 글이 누군가에게 닿을 수 있다는 것을 알게 되었기 때문입니다. 저의 부족한 글을 읽고, 공감하고, 위로받았다는 메시지를 받을 때마다 '내가 쓰는 글에도 가치가 있구나'라고 조금씩 믿게 되었습니다.

아직 저의 여정은 끝나지 않았습니다. 앞으로도 더 많은 것을 배우고, 더 많은 이야기를 써 내려가고 싶습니다. 또 다른 책을 통해, 더 깊이 있는 건강 정보를 나누고 싶고, 더 많은 이들이 스스로의 몸과 마음을 돌보는 데 도움이 되고 싶습니다. 그리고 무엇보다, 제 가족에게 자랑스러운 아내이자 엄마가 되고 싶습니다. 그것이 저의 가장 큰 목표이며, 가장 소중한 꿈입니다.

암이라는 병은 제게 수많은 고통과 두려움을 안겨주었지만, 동시에 새로운 가능성과 삶의 방향을 제시해 주었습니다. 그 덕분에, 저는 다시 꿈을 꿀 수 있게 되었습니다.

그리고, 이 책을 읽는 당신에게 전하고 싶은 마지막 한마디

혹시 지금, 삶의 한가운데서 아프고 지친 시간을 견디고 계신가요?

암이라는 두 글자 앞에서 모든 것이 멈춘 것처럼 느껴지셨나요?

몸의 고통보다 마음이 먼저 무너져버리는 순간들을 조용히 껴안고 계신가요?

저도 그랬습니다.

끝없이 이어지는 치료, 가라앉는 체력, 무너지는 일상,

그리고 무엇보다, 내가 더 이상 '나' 같지 않은 날들…,

그 모든 시간이 하나하나 너무 고통스럽고 두려웠습니다.

하지만 그 시간을 지나고 보니, 그 끝에는 분명히 작은 빛이 기다리고 있었습니다.

암이라는 거대한 파도는 제 삶을 한 번 휘몰아갔지만,

그 자리에 남은 건 부서진 나가 아니라,

조금은 더 단단하고, 조금은 더 다정한 나였습니다.

이 책은 그런 제 마음의 조각들을 모아 엮은 이야기입니다.

그리고 이 책을 읽고 있는 당신에게 꼭 말해드리고 싶습니다.

"당신도 분명, 다시 살아갈 수 있습니다."

지금은 너무 힘들어서, 내일이 올까 두려운 날들도 있겠지만 그 하루하루를 묵묵히 견디는 당신의 시간이 결국 당신을 다시 삶의 중심으로 이끌어줄 것입니다.

이 세상에 나만 아픈 것 같고, 나만 뒤처진 것 같은 날들 속에서도, 우리는 함께 살아가고 있습니다.

완벽하지 않아도 괜찮습니다.

자주 울고, 자주 지쳐도 괜찮습니다.

중요한 건 우리가 여전히 살아있다는 것,

그리고 여전히 꿈꿀 수 있다는 것입니다.

이 책이,

그 여정을 함께 건너는 작은 동행자가 되어주길 바랍니다.

우리 모두, 힘내서 잘살아 봅시다.

살아낸다는 것만으로도 우리는 이미 충분히 멋진 사람들

이니까요.